Ricky Fishman

Illustrations by Christy Ni

# Back Pain Relief Plan

A 20-Minute Exercise-Based
Program to Prevent, Manage, and Ease Pain

# 背痛预防与缓解

## 20分钟锻炼计划

编　著　〔美〕里奇·费什曼

主　译　刘爱峰

U0324642

天津出版传媒集团

天津科技翻译出版有限公司

著作权合同登记号:图字:02-2022-158

**图书在版编目(CIP)数据**

背痛预防与缓解:20分钟锻炼计划 / (美) 里奇·
费什曼 (Ricky Fishman) 编著;刘爱峰主译. — 天津:
天津科技翻译出版有限公司,2024.3
　书名原文:Back Pain Relief Plan: A 20-Minute
Exercise-Based Program to Prevent, Manage, and
Ease Pain
　ISBN 978-7-5433-4430-3

　Ⅰ.①背… Ⅱ.①里… ②刘… Ⅲ.①背痛—防治
Ⅳ.①R681.5

中国国家版本馆 CIP 数据核字(2024)第030726号

授权单位:Callisto Media,Inc.
出　　版:天津科技翻译出版有限公司
出 版 人:刘子媛
地　　址:天津市南开区白堤路244号
邮政编码:300192
电　　话:(022)87894896
传　　真:(022)87893237
网　　址:www.tsttpc.com
印　　刷:天津海顺印业包装有限公司
发　　行:全国新华书店
版本记录:710mm×1000mm　16开本　7印张　70千字
　　　　　2024年3月第1版　2024年3月第1次印刷
　　　　　定价:78.00元

(如发现印装问题,可与出版社调换)

# 译者名单

**主 译**

刘爱峰　天津中医药大学第一附属医院

**译 者**（按姓氏汉语拼音排序）

冯汇川　天津中医药大学

高　谦　天津中医药大学

和　琪　天津中医药大学

贾易臻　天津中医药大学

刘爱峰　天津中医药大学第一附属医院

梅胜锦　天津中医药大学

牛朴钰　天津中医药大学

杨家麟　天津中医药大学

叶云天　天津中医药大学

张　超　天津中医药大学第一附属医院

张　鹤　天津市中西医结合医院

张君涛　天津中医药大学第一附属医院

赵　凯　天津中医药大学

周沁心　天津中医药大学

# 中文版前言

　　本书由美国脊骨医学中心的联合主任Ricky Fishman所著,旨在探索如何锻炼以更有效地预防和缓解背痛。它既是一本适用于刚接触骨科的新手医生研读的专业手册,又是一本面向广大读者的科普读物。

　　这不是一本教科书,没有冗长的概念与定义,作者把自己在临床治疗背痛的所见所闻,通过平易近人的文字——向读者展现。作者基于患者背痛的真实情况、发病原因及危险因素,列举各种实用且具有针对性的治疗方法,并分享了日常生活中一些可以帮助预防和保护背部的姿势。此外,还提出了关于饮食、睡眠和工作空间的人体工程学的建议。作者制订的锻炼计划有其特定的程序,锻炼计划级别从温和到高级,结合有氧运动、拉伸运动和核心力量强化,从整体来帮助患者恢复脊柱健康。锻炼指南配以图解说明、分步指导,确保锻炼安全有效。

　　这本书不仅是为那些因背痛而开始拉伸和锻炼的人准备的,而是为所有人准备的。

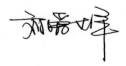

# 前　言

从很小的时候起，我就有了成为一名治疗师的强烈愿望。我总是本能地去感受别人的感受——他们的幸福和快乐，还有他们的痛苦。在我开始接触脊椎按摩治疗后，我发现这种治疗方法能切实缓解疼痛。我只需用我的手和头脑，就能让他们远离疼痛的困扰。

脊椎按摩治疗对治疗背痛非常有效。我在工作中发现几乎所有的患者都患有背痛，所以治疗本病是我的工作重点，我很高兴脊椎按摩治疗确有其效。

在我职业生涯的早期，我为我的患者提供标准的脊椎按摩矫正。我进行脊柱相关治疗，帮助缓解神经刺激并进行止痛，但效果通常只是暂时的。有些患者不得不反复就医，但这并不是我想要的结果。我需要了解为什么他们的疼痛会持续存在，并给患者提供防止疼痛复发的方法。

通过几十年的尝试和研究，我发现了一个简单的事实：对许多人来说，不管是什么原因导致的背痛，最有效的治疗方法是通过伸展和锻炼来重塑一个强壮而灵活的身体。

我写此书的目的是为患有背痛的患者提供一个量身定做的止痛锻炼计划，我很荣幸能与你们分享这个我与患者一起开发的安全有效的训练项目。这个项目主要聚焦于腰背，此处最易发生疼痛和不适，但同样可以用它来治疗背部其他部位的疼痛。

这本书列出了一系列的锻炼、伸展运动和低强度的有氧运动，动作由易到难。此外，它还提出了关于饮食、睡眠和工作空间的人体工程学的建议。

当你正忍受疼痛时，疼痛消失是一种奢望，尤其是当疼痛反复发作时，当你认为你已经战胜它时，它又回来了。我知道那种沮丧的心情，但别灰心，要知道无数人已经通过高效、持续的伸展和锻炼计划战胜了自己的背痛。

我建议你仔细学习并吸收这本书中的知识。一旦明白了自己背痛的原因，你就可以针对性治疗。

你自身拥有令人难以置信的治愈能力，但这需要勇气和坚持。我希望这本书能帮助你找到这种力量，并让你远离背痛。

Ricky Fishman

# 关于作者

　　Ricky Fishman，自1986年从事脊柱按摩工作，自1988年担任脊柱医学中心的联合主任。他汇集并借鉴了脊柱按摩师、医生、针灸师、护士、物理治疗师和其他相关人员的工作经验，其实践经验的积累离不开脊柱医学中心每个人的帮助。

　　他是健康新闻和信息网站Condition:Health News That Matters的创始人，网站上有他的博客和视频，以整合医学的原创前沿的资讯为特色。

　　除了在私立医院工作外，自2002年以来，他一直是Emeryville职业医疗中心的脊柱按摩医师，该中心是治疗工伤团队的一部分。1986年到2001年，他还曾在Haight Ashbury Free诊所的公共卫生系统工作，隶属旧金山未参保人员治疗医师联盟。

　　除了临床工作，Fishman博士还是一名大学教授。他在加州新学院教学20余年，教授的课程包括"当代健康研究""权力、政治和治疗""科学和医学的历史和哲学"等。在新学院任教之后，他又在旧金山的加利福尼亚综合研究所教授了3年的"互补与整合医学"课程。

　　Fishman博士也是一个电贝斯演奏者，自20世纪70年代旧金山有朋克摇滚日以来，曾与许多旧金山湾区的乐队合作过。他对治疗包括音乐家在内的表演艺术者特别感兴趣。这促使他创立了音乐家脊椎按摩项目，该项目致力于满足艺术家的特定医疗需求。

献给我多年来治愈的每一位患者。
感谢你们同我分享治疗经过。

# 目　录

# 共同交流探讨
# 守护背部健康

扫描本书二维码，获取以下专属资源

💬 **读者社群**　加入本书读者社群，分享阅读和锻炼心得，讨论背痛及相关问题。

📖 **推荐书单**　扫码查看运动健康类好书，学会科学运动，收获健康人生。

## 操作步骤指南

- 微信扫描右侧二维码，获取所需资源
- 如需重复使用，可再次扫码或将其添加到微信"收藏"

**微信扫码**

助你实现高效阅读

腰背痛是患者去医院就诊时最常见的健康问题之一。这种疼痛无差别地影响着所有人,无论年老或年少,无论健康或疾病,无论是整天坐在电脑前的职员,还是驾驶叉车的司机或在工厂上班的工人,都无法摆脱它的影响。

以下来自美国脊椎按摩治疗协会的数据说明了背痛问题的现状:

大约有3100万(几乎1/10)美国人正在经历腰背痛的困扰。

背痛是导致残疾的主要原因,许多人因此无法从事工作和日常活动。

从1990年到2015年,与背痛相关的伤残索赔增加了54%。

大约80%的人在一生中都会经历背痛。

每年,腰背痛给美国民众造成至少500亿美元(1美元≈7.2元)的损失,这还不包括工资损失和生产力下降带来的损失。

想要了解背痛,尤其是腰背痛在今天如此普遍的原因,我们需要从历史中寻找答案。大约25 000年前,当时的人类就拥有了和我们今天一样的人体结构。经历了数十万年的进化,人类终于形成了能够支持其进行灵活运动的形态:每天步行寻找食物,追逐动物(偶尔也会逃离动物),爬树摘水果,挖掘土壤寻找可食用的根茎。

但人体结构已不再适应现代社会。许多人由于久坐不动的生活方式而失去了力量,还有一些人的职业要求他们进行重复性的体力劳动,这对腰背造成很大的压力。在这两种情况下，人体都在以一种前所未有的方式进行活动。

腰背痛患者数量正在逐渐上升。和糖尿病、心脏病等许多慢性病一样，腰背痛通常是一系列现代因素综合作用的产物，如饮食不节、体重增加、睡眠不足、久坐不动、没有时间和精力去锻炼、压力过大等。

腰背痛有很多种类型。从钝痛到灼痛，每个人感受到的强度不等。有些人在外伤后会感到疼痛，而有些人的疼痛是呈渐进性的。不管病因是什么，所有的背痛都可以分为急性、亚急性和慢性三类。

**急性疼痛**　这种类型的背痛是最常见的。几乎每个人都有过这种经历，即使他们的身体状况很好。急性疼痛是突然而强烈的，通常在基本的自我修复后就会消失。

**亚急性疼痛**　持续6周以上的疼痛被归类为亚急性疼痛。疼痛的性质可能从剧痛和灼痛转变为隐痛和钝痛，但疼痛是持久的。

**慢性疼痛**　超过12周的背痛被认为是慢性的。

正确的治疗方法源自对疼痛类型的准确诊断。在制订疼痛治疗的具体计划之前，充分了解背部肌肉和肌腱、韧带和椎间盘、神经和血管等结构将使你获益良多，我们必须在治疗前找到背部疼痛的根本来源才能对症治疗。

第 **1** 章

# 疼痛背后的故事

> 尽管背痛很常见,但要确定其原因并不容易。腰背部结构非常复杂。人体由各个部位共同构成、协调运作,就像一个精密的机器,如果任何部位损坏、磨损或不对齐,都会影响其他部位,引发故障连锁反应,致使腰背部无法正常工作。

背部治疗是很棘手的,因为大多数患者在感到疼痛之前都不知道自己有背部问题,而且在很多情况下,疼痛是多种级联反应的结果,最终的症状可能和最初的病因相距较远。例如,在办公桌前久坐会导致腰背肌肉和关节紧张,从而使神经受到刺激并产生疼痛。实际上,神经刺激是疼痛的直接原因,而久坐才是疼痛的根本原因。

在深入学习解剖课程知识之前,最后需要说明的一点是:我会尽我所能地帮助你确定背部疼痛的根源,这样你就可以遵循最安全、最有效的锻炼计划。然而,当你听到自己的身体发出"求救信号"时,你可能会需要一个专业人员来帮助你找到适合自己的解决方法。

## ■ 解剖学知识

构成背部的每一个结构都对维持背部正常功能至关重要,但是,每一个结构也都可能是疼痛和功能障碍的潜在来源。

椎骨　椎骨共同组成脊柱。椎骨分为3组,共24节:7节组成颈部(颈椎),12节组成中背部(胸椎),5节组成腰背(腰椎)。骶骨与腰椎最低区相连,由5节椎骨组成,它们在胚胎时期会融合在一起。最后,与骶骨相连的是尾椎(也称为尾骨)。

骨盆　骨盆由坐骨、髂骨和耻骨3块融合骨组成。骶骨与髂骨连接处构成骶髂关节,此关节常引起腰背痛和功能障碍。

椎间盘　椎间盘是椎体之间的软组织垫。每个椎间盘由两个主要部分组成:坚韧的、纤维状的外部是纤维环,水状的、凝胶状的内部是髓核。椎间盘的作用相当于减震器,有助于分散来自脊柱的正常力量和外界创伤的压力。椎间盘和椎骨连接,可以完成较大的弯曲运动。它们还构成椎间孔的一部分,椎间孔是脊神经穿行的地方,该空间由椎间盘和椎骨共同构成。

肌肉和肌腱　背部肌肉和肌腱作为脊柱关节的稳定装置,负责背部运动。肌腱是连接肌肉和骨骼的软组织。

肌肉有丰富的血液供应,因为它们需要消耗大量能量来收缩和产生运动,这会产生天然的代谢物。肌肉新陈代谢的正常产物包括生物酸,如果这些酸不能被有效清除,就会导致背部疼痛。

肌腱由坚韧的纤维结缔组织构成,旨在保持结构稳定,而不是使它们产生运动。因为肌腱不像肌肉一样收缩,所以它们不需要大量的血液供应。在损伤的愈合方面,肌肉和肌腱之间的血液供应存在巨大差异。

韧带　和肌腱一样,韧带也是一种结缔组织。它们非常坚韧,可以将骨连接在一起以稳定关节。只要一个椎骨与它上面或下面的一个椎骨形成关节,它就会被韧带固定和稳定。

神经　贯穿背部(及人体的其他部分)的神经是中枢神经系统的延伸。这个系统从大脑开始,通过由脊柱保护的脊髓,之后脊髓分支成神经根,形成脊神经。这些神经形成了一个网,连接人体的每一个结构。

这本书着重介绍两种不同类型的神经:运动神经和感觉神经。运动神经发出动作信号。例如,如果你想屈曲肘关节,这个简单的动作需要经过复杂的神经传导过程。首先,大脑产生想法,然后大脑通过脊髓向脊神经发送信息。这个信息到达了负责弯曲的肱二头肌后,肱二头肌收缩,肘部弯曲。

另一方面,感觉神经末梢分布在椎骨、肌肉、韧带、肌腱、椎间盘和人体的其他部位。这些神经对不同类型的刺激做出反应,并将信号沿着脊神经发送回脊髓和大脑。大脑接收到信号,并根据刺激的类型来进行解析。例如,接受背部按摩可以产生积极的感觉,如幸福感和放松感。从梯子上摔落地面的钝性撞击会刺激神经末梢产生痛感。

椎间关节复合体 了解上述结构的解剖知识很重要,这有助于理解背部各部位是如何协调运作的。它们不仅仅是单独的个体,还能共同构成一个复杂的、高度功能化的系统。

椎骨以不同的方式相互连接。在前侧,椎骨由分隔它们的椎间盘连接;在后侧,它们通过小关节连接;前后一起组成了椎间关节。关节前后部的损伤通常有不同的原因,在体格检查中会以不同的方式出现。将椎骨结合在一起的韧带,以及稳定和移动骨骼的肌肉构成了更宽的椎间关节复合体,形成脊柱运动的功能单位。

小关节表面由软骨(另一种结缔组织)形成光滑的表面。在软骨间狭小的空间内存在滑膜液,这种润滑剂可使关节容易移动。

## ■ 背痛的原因

背部是一个非常复杂的实体,由大量可活动的部位组成。当所有部位都协调合作时,背部就像一台正在运行的精密仪器。由于背部由多部位组成,当某些部位出故障时,就会导致功能障碍并产生疼痛。

绝大多数的腰背痛(约98%的病例)是机械性损伤或是由人体压力造成的人体失代偿引起的。最常见的机械损伤包括:

脊椎病 这种情况基本上见于长期劳损。随着时间的推移,部分椎间关节退化,导致背部疼痛。由于脊椎病属于退行性疾病,所以在老年人中最常见。

狭窄 当椎间关节受损时,人体通常会通过增生更多的骨来进行代偿。这可能会缩小神经出口,即椎间孔的空间,甚至椎管本身。这种狭窄会使脊神经受压，从而导致疼痛。

　　**椎间盘膨出和突出**　椎间盘由两部分组成：凝胶状的内部髓核和坚韧的外部纤维环。在长期的机械应力作用下，髓核可能开始突破纤维环的内部纤维，随后可能首先发生椎间盘后部的膨出。随着时间的推移，髓核可以突出（或脱出）纤维环的外层纤维。在这两种情况下，突出或脱出都会在脊神经根走行时对其造成压力。这种压力会引起局部腰痛，但也会放射到大腿和小腿引发疼痛或神经系统症状，如反射减退、感觉改变和肌肉无力。

　　**坐骨神经痛**　坐骨神经由从腰椎和骶骨发出的5个神经根组成。它是人体中最粗大的神经，负责从臀部到脚趾的感觉和运动功能。当任何一个神经根受到刺激时，患者可能会感到疼痛、麻木或虚弱，并放射到下肢。这种刺激性压力通常是由椎间盘突出或脱出导致的，这也是坐骨神经痛可能较其他情况更严重的原因。

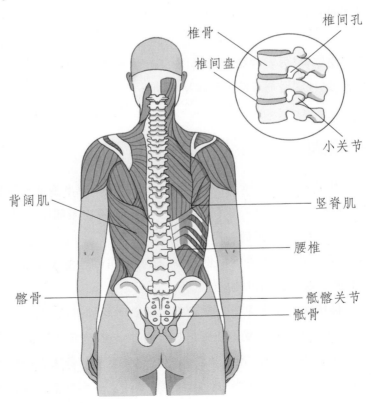

**基本检查项目**

虽然大多数背痛都是由机械压迫导致的,是软组织长期受压和紧张的结果。但偶尔也会有一些潜在的需要医学观察的情况,在这些罕见的情况下,疼痛可以缓慢加重或突然发生。

逐渐加重的病例可能会被误认为是典型的背痛。然而,这种疼痛可能是骨肿瘤生长的迹象,无论是良性的还是恶性的,都对骨骼中的神经施加了更大的压力,这种疼痛的感觉应该与传统的腰背痛不同。虽然运动通常会引发机械性背痛,但骨肿瘤引起的疼痛不会受其影响。肿瘤引起的疼痛可能在夜间更严重,而在白天(注意力分散的时候)感觉良好,但机械性背痛则更持久。如果怀疑缓慢、渐进的背痛可能由肿瘤所导致,X 线或 MRI 检查可以提供初步诊断,活体组织检查(活检)可以确诊。

缓慢发展的背痛也可能源于肾脏感染(肾盂肾炎),这是由于未经治疗的细菌感染沿膀胱上行。其他感染也可能是造成慢性背痛的元凶,如脊椎感染(骨髓炎)或椎间盘感染(椎间盘炎)。由感染引起的腰背痛也可能伴有其他症状,包括发热、恶心和其他常见的身体不适。如果怀疑缓慢、渐进的背痛可能是感染的结果,血液检查和超声波成像可以用于诊断,高剂量的抗生素是常用的治疗方法。

当突然出现尖锐、持续的腰背部疼痛时,需要立即急诊就医。这可能是肾结石或主动脉瘤破裂的结果,这两种情况都可能危及生命,需要立即治疗。

**梨状肌综合征** 梨状肌附着于骶骨和臀部,坐骨神经在这块肌肉下面走行。梨状肌的张力过度会对坐骨神经施加刺激性压力,导致下肢放射性疼痛,类似于坐骨神经痛的症状。

**扭伤和拉伤** 扭伤是对韧带纤维造成的损伤,而拉伤是对肌肉纤维造成的损伤。韧带由胶原蛋白致密的结缔组织纤维组成,而肌肉则由可收缩的纤维组成。扭伤或拉伤的严重程度由纤维撕裂的百分比决定。肌肉富含血液,所以拉伤比扭伤恢复得更快。扭伤和拉伤都可能是由突然的机械应力引起，如扭伤脚踝或在车祸中遭受挥鞭样损伤。

　　**创伤**　腰背部的每一个结构都有神经连接，因此，对任何一个神经的损伤都会引起疼痛。人体对创伤的反应是炎症，或者是生物化学物质释放到组织中。这种炎症刺激神经，产生疼痛。

　　有些患者怀疑自己存在神经受压的情况。许多人认为神经受压的情况更为严重，这是错误的想法。每当患者感到疼痛时，就表明有神经受压的情况发生（即被刺激）。神经介导疼痛。但问题不在于患者的神经是否受压，而在于神经受压的位置——韧带、肌肉、椎间盘、小关节突或其他地方。真正的问题是受伤的位置和神经刺激的严重程度。这些问题的答案可以帮助指导治疗，无论是由患者自己解决还是在治疗师的帮助下。

## ■ 情绪与背部疼痛

　　情绪和身体之间的关系一直是研究的热点和主题。大多数人都经历过这种联系。当某件事突然让你感到害怕时，你可能会因为内心的紧张而失去胃口。当准备相亲时，你的手掌可能因为紧张而出汗。当你一个人走在夜晚的街上，听到身后的脚步声时，你会感到心跳加速，胳膊和颈上的汗毛都竖起来了。

　　在大脑中发生的事情和背部的感觉之间可能有某种关系。当感受到压力时，最主要的反应之一就是全身紧张。这可以追溯到整个人类进化史中的"打或逃"的反应。当察觉到威胁时，身体会准备好要么直面威胁，要么逃离，同时肌肉会绷紧，这样人类就准备好攻击或逃跑了。

　　当突然发现自己处于危险境地时，这种反应非常有用，但很多人并不是经常经历生死攸关的情况。尽管如此，"打或逃"反应仍会定期被触发。想象一下，你在周四下午发现老板让你第二天早上九点之前完成一份报告，而你并没有充分的材料来做这项工作，你就会感到不安。"打或逃"反应会被激活，但它不会帮助你完成报告。

　　如果椎间盘、肌肉或韧带有潜在的机械问题，伴随着"打或逃"反应的肌肉紧张可能会加剧。当这种压力持续很长一段时间时,紧绷的肌肉会变得疲劳和虚弱,从而进一步损害肌肉骨骼系统的完整性。此外,长期的情绪压力会导致全身炎症,从而导致或加重疼痛。

如果情绪压力是导致疼痛的原因之一,可以试着释放压力。当感到紧张和疼痛加剧时,有意识地深呼吸5次。集中精力吸气,然后呼气。如果走神,便重新专注于呼吸。这种练习可以帮助放松神经系统和身体。

这种呼吸练习可能是一个很好的缓解情绪压力的方法,做一些活动来帮助持续放松肌肉是很重要的。也许可以从一个简单的冥想练习开始,例如,每天在坐垫上休息10分钟,没有任何外界的干扰。有一种叫作森林沐浴的运动,可以在树林中行走,呼吸树木释放的氧气,沉浸在树林的正能量中,会对健康有好处。听音乐、跳舞或在海滩上漫步会让人更放松。

如果找不到有效的自助方法来缓解可能导致背痛的情绪压力,请寻求专业的支持。

## ■ 危险因素

很多因素会增加患腰背痛的风险。其中有一些可以控制,但其他的可能是无法控制的。重点在于要尽可能减少或消除风险。

健康水平　整体健康水平是最重要的因素之一。保持良好的有氧运动状态,维持较低的体重和坚实的核心力量对防止背部疼痛大有帮助。

职业　背痛的另一个主要因素是职业风险。几乎每一份工作都有潜在的问题。从事重复性手工工作的工人及整天坐在电脑屏幕前的人都有患腰背痛的风险。我治疗过很多背部疼痛的患者,他们大多都从事这两种工作。

对于从事体力工作的人,最危险的动作是躯体(也被称为躯干)向前弯曲,如果同时扭转,就更危险了。这种运动给椎间盘施加了很大的机械应力,可能导致腰椎间盘膨出。如果椎间盘已经有潜在的磨损和撕裂,弯曲和(或)扭转会加重损伤,并可能导致突出(或脱出)。这种运动也会对椎间关节复合体的其他部分造成压力,包括韧带、肌肉和软骨。

对于办公室职员来说,整天保持坐姿对背部的伤害就像搬煤渣砖一样严重。坐得越久,人就越有可能变得没精打采。从力学的角度来看,久坐的腰部弯曲和体力劳动的损伤原理基本上是一样的。换句话说,久坐似乎没有那么剧烈的体力劳动,但这和做重复性的体力劳动并没有什么不同。这两种情况都会给椎间盘和背部的其他软组织结构施加额外的压力。

**超重**　超重给背部带来额外的压力,这使背部更容易受伤。但潜在的伤害只是问题的一部分。肥胖增加腰背疼痛风险的一个鲜为人知的原因是生化原因,而不是机械原因。健康者的脂肪是由小脂肪细胞和抗炎免疫细胞组成的,而肥胖者的脂肪是由大量的脂肪细胞和促炎免疫细胞组成的。这些肥胖的脂肪细胞会向循环系统释放促炎化学物质,这些化学物质会刺激传递疼痛感觉的特殊神经细胞。

**妊娠**　在妊娠期间,女性的重心向前移动,她们的身体自然会增加额外的重量。这两种因素都会使背部肌肉更加用力,使得运动和保持直立更加困难。额外的重量给背部的软组织结构增加了压力。

**年龄**　许多人认为腰背痛主要影响老年人,但事实并非如此。很多孩子从小学就开始背起沉重的书包,因此,在临床案例中,9岁和10岁的儿童因背部疼痛而接受治疗并不罕见。

**心理健康**　心理健康与腰背痛之间的关系不应被忽视。如果已经发现可能引起疼痛的机械或结构失衡,额外的情绪压力会加剧潜在的问题。也有临床证据表明抑郁和背痛之间存在潜在的关系。在这些情况下,抗抑郁药物可能是一种有用的治疗选择。

**遗传学**　有些人天生就有背痛的倾向。由于较弱的椎间盘组织,使其容易突出。也许是因为肌肉更加紧张,妨碍了正常的关节功能。有些人甚至可能生来就有脊椎关节畸形。幸运的是,医学专业人士可以考虑到遗传因素对背痛的影响,从而治疗并缓解背痛。

第 **2** 章

# 诊断和治疗

大多数腰背痛患者会在几周内自行缓解。如果没有缓解，那么最好咨询一下医护人员。一次完整的体检将帮助医生确定什么类型的治疗是合适的。如果有需要的话，也可以找其他专家进行更详细的诊断检查，以排除疼痛的非机械原因。

你可能没有意识到这一点，其实许多专家从问诊的那一刻起就开始对你进行检查。当我遇到一位新的患者时，我会注意所有与背痛相关的小细节。你能否轻易地从椅子上站起来？你是否在用椅子扶手作为支撑？你的步态僵硬而缓慢吗？你是否身体倾向一边以避免疼痛？

在检查的下一阶段，医生会回顾你的病史并提出问题。当你坐着感到疼痛时，你需要站起来吗？疼痛是从什么时候开始的？是突然发生的还是逐渐发生的？它是持续的还是间断的？是什么使疼痛加重？又是什么原因使得疼痛减轻？疼痛的性质是锐痛、隐痛、烧灼痛还是钝痛？什么时候疼痛减轻或加重？疼痛是沿着下肢向前或向后扩散？这是第一次背痛吗？如果不是，第一次是什么时候？你多长时间出现一次背痛？在1~10分的范围，你会给你的疼痛打几分？你还有其他的病史吗？你是否曾接受过癌症、心脏病或任何其他可能会让你的疼痛有所减轻的治疗？

随后医生通常会对你进行全面的体检，包括测试你的运动范围、反射和皮肤状况（神经系统功能）及肌肉力量。按摩治疗师会使用特殊的触诊技术来检查腰椎和骨盆关节的运动。他们还会通过触诊肌肉的紧张和结节来辅助诊断，这也被称为触发点。

一旦检查完成，医生将根据具体情况为你推荐合适的治疗方法。你可能在医生的办公室接受治疗，或被推荐到其他医疗机构进行其他的诊断检查。

## ■ 检查类型

我接诊的大多数腰背痛患者可以在没有影像学检查或其他高级检查的情况下接受治疗。但在某些情况下，需要进行更多的检查，以准确判断疼痛的来源。以下是对相关检查的基本概述，以及在哪些情况下可能需要检查。

**X线**　虽然X线是最常见的成像类型，但它不能显示软组织，如椎间盘、韧带和肌肉，因此，它在诊断腰背痛病例中的作用有限。大多数医生仅在患者可能患有肿瘤、骨折或对常规治疗反应不佳时才要求进行X线检查。X线片会显示椎间盘间隙狭窄、关节退行性变、脊柱弯曲异常，以及潜在的关节异常，如脊椎前移（脊椎滑脱）或畸形小关节（取向）。

**磁共振成像（MRI）**　MRI是另一种常见的成像方式，它使用磁场频率来显示脊椎及其周围和附着的软组织的详细图像。MRI显示炎症、椎间盘突出、肌肉和韧带撕裂等。医生可以根据体检结果结合MRI来提供更准确的诊断。

**计算机断层扫描（CT扫描）**　在MRI之前，CT扫描是首选成像方式。CT扫描使用X线生成高质量的骨骼和软组织图像。虽然MRI通常是首选，因为它可以生成更详细的图像，但选择CT还是有一些实际原因的。首先，它可以比MRI更快速成像。其次，由于CT使用X线，而不是磁场，可以用于体内装有金属植入物的患者。

**脊髓造影**　在X线或CT扫描之前，将对比剂注入椎管从而对脊髓和其他邻近结构成像。当其他成像技术没有揭示疼痛的原因时，脊髓造影可能有效。

**椎间盘造影术**　这种方法用于确定椎间盘是否是背痛的来源。将针头推入椎间盘，注射少量对比剂，同时在连续X线（荧光透视）引导下，通过CT扫描成像。这种测试通常是在其他图像（如MRI）无法确定背痛的原因后使用的。

骨扫描　骨扫描指向骨骼中注入少量放射性物质,并读取发出的声波。它被用来寻找骨骼中难以发现的问题。

血液检测　如果疼痛的原因是全身性的,而不是机械性的,这时可以进行血液检测。例如,特定的血液标记物可以提示银屑病或类风湿性关节炎等自身免疫相关疾病。

肌电图(EMG)　EMG 是一种诊断方法,在这种方法中,沿着肢体放置贴纸或针头,以确定信号沿着脊神经的传导。该测试通常与视觉成像结合使用,以确认神经或肌肉功能障碍的诊断。

## ■ 治疗选择

治疗方案的选择通常取决于病情是急性还是慢性。最好采取系统的治疗方法,从最保守、无创的疗法开始。对于出现严重的神经症状,如下肢麻木或疼痛不能消退者,可以考虑手术。

如果出现急性腰背痛,医生很可能会建议先采用简单的自我护理治疗,以使疼痛尽快消失。他们可能会建议你放松背部(避免负重),结合温和的拉伸和锻炼计划,冰敷,服用非甾体抗炎药、肌肉松弛剂或止痛药。大多数急性腰背痛在

### 影像学检查:何时使用,何时避免

影像学检查和血液检测对最终诊断非常有用。当你因腰背痛就诊时,所有证据都表明疼痛的原因是机械性的,我不建议立即行 X 线检查。实际上,只有在怀疑有肿瘤、骨折或异常的情况下,才应该进行 X 线检查。不幸的是,一些从业者,甚至按摩治疗师,会定期对所有的患者进行 X 线检查,并将检查结果作为治疗指南。

然而,有时进一步的诊断检查是绝对必要的。如果疼痛可能不是机械性的,那么尽快确定原因很重要,这样才能得到正确的治疗。如果疼痛经治疗没有改善,那么找出病因是至关重要的,这样才能转而接受更有效的治疗。

2~6周消失。一旦疼痛消失，你应该开始按照本书提到的预防计划进行锻炼。否则背痛很可能会复发。

如果你有慢性腰背痛，医生可能会在你的治疗方案中加入物理疗法，以及一种更有效的抗炎药，例如，泼尼松，一种类固醇药物。

## ■ 药物治疗

治疗慢性疼痛最棘手的问题之一是，它可能使人们长期使用非处方药和处方药。即使服用处方药物是出于促进愈合和缓解疼痛的良好目的，但它们也会带来相应的副作用。

奥施康定、诺可、维可丁等阿片类药物通常用于治疗急性和慢性疼痛。不幸的是，阿片类药物很容易上瘾，如果长期服用，很难戒掉。

布洛芬和萘普生是常用的非甾体抗炎药。虽然这些药物无须处方即可获得，但长期使用会损害肾脏、肝脏和胃肠系统或其他部位。

一些日常非处方药可能是有害的。例如，妊娠女性不应该服用布洛芬或阿司匹林来止痛，但她们可以服用泰诺（对乙酰氨基酚）。

在你开始服用治疗腰背痛的药物之前，与医生沟通以了解短期和长期风险是很重要的。

## ■ 非侵入性替代治疗

基本的腰背痛治疗（如休息、药物治疗和时间）和手术之间有一个中间步骤，手术是最终选择。一些非侵入性的替代治疗可能会帮助你找到缓解疼痛的方法。

脊柱推拿疗法　背痛是大多数脊柱推拿疗法的核心病种。无论是急性疼痛还是慢性疼痛，治疗方法都相同。按摩治疗师会对你进行检查，确定你应该做哪些运动和拉伸，然后立即开始这些运动。如果你的肌肉紧张或痉挛，软组织按摩技术可以缓解紧张。如果你的脊柱关节因为肌肉紧张刺激神经而无法活动，那么脊柱手法治疗可以调动该区域。治疗后,按摩治疗师可能会在你的腰背部放置冰袋,以减少治疗可能引发的任何炎症。脊柱推拿疗法的目的是减轻疼痛,但同时也提供继续治疗背部和防止疼痛复发所需的知识和工具。

物理治疗　物理治疗师采取与按摩治疗师类似的方法,但他们的专业知识在于帮助患者进行康复训练。许多物理治疗师在健身房工作,使用举重、跑步机、固定自行车和垫子等训练工具。他们通常会亲自指导,确保患者以正确的形式进行训练,尽量减少患者受伤的风险。

整骨疗法　整骨疗法使许多人困惑。在 19 世纪末和 20 世纪初,整骨疗法与脊柱推拿疗法非常相似。事实上,有可靠的证据表明,脊柱推拿疗法的创始人 Daniel David Palmer 窃取了整骨疗法的创始人 Andrew Taylor Still 的想法。最初,整骨疗法包括手法调节关节和肌肉,很像脊柱推拿疗法。然而,随着时间的推移,整骨疗法的从业者通过专业组织与其医学同行达成了一项协议,以获得与医生平等的地位。从那时起,大多数整骨疗法学者都进入了专业领域,就像医生一样,例如,骨科医生、神经科医生和肾脏科医生。唯一的区别是,在他们名字后面的字母是 DO(整骨医生),而不是 MD(医学博士)。

针灸　针灸是在皮肤表面特定穴位施针,它只是更广泛的古代中医体系的一部分。中医还包括草药、锻炼、冥想和多种深层组织疗法。在背痛发作期间,针灸可以帮助放松肌肉、减轻炎症和疼痛,甚至缓解焦虑。

Rolfing 健身法　使用各种软组织技术以平衡肌肉骨骼系统和减轻疼痛。其中最著名的是 Rolfing 健身法,即结构整合。Rolfing 这个不同寻常的名字来自它的发明者生物化学家 Ida Rolf,他在 20 世纪 60 年代发明了这种健身法。Rolfing 健身法的特点是针对筋膜或肌肉之间的衬里进行一系列特定的深层组织治疗。练习过程可能会很痛苦,因为练习者正在努力放松肌肉,以便它们能够更自由地移动。当肌肉放松时,姿势就会改善,这会让你保持平衡,并帮助你避免疼痛。

瑜伽　瑜伽是印度古代医学体系阿育吠陀的一部分。阿育吠陀包含营养、草药、冥想和药用成分。如今,瑜伽已经发展成为一个独立的康复锻炼系统,可以治疗慢性腰背痛。

还有更多的非侵入性背痛治疗,包括普拉提、Alexander 技术和脊柱减压等。

但最大的问题是，哪些方法是实际上有效的？选择治疗方法的挑战之一是，所有这些方法的科学证据都尚且不确定，即使在专家之间，也很少达成共识。

医生们公认的是：如果患者背痛，不应该停止运动。多年前，许多专家认为治疗背痛的最佳方法是让患者躺下，保持静养，让背部自行愈合。理论上，疼痛时进行活动会对背部造成更大的伤害。

我们现在知道，运动对治愈背痛和防止复发都至关重要。当患者停止运动时，支撑肌肉会变弱，并给关节施加更多的压力，这会减缓愈合过程。任何治疗背痛的方法都应该有积极的作用。被动疗法指的是对患者进行的治疗，例如，脊椎推拿、按摩手法、超声波、电刺激或牵引；主动治疗需要患者的参与，并放大被动治疗的积极效果。

各种运动技巧，如普拉提和瑜伽，可能有助于缓解背痛。如果你正在治疗慢性腰背痛，可以与你的普拉提、瑜伽或其他教练合作，并与你的专业健康护理人员进行协调沟通。

## ■ 考虑手术

如果你已经采取了所有保守的方法来治疗慢性腰背痛但仍无明显效果，并且出现了特定的神经症状，例如，下肢放射痛或反射障碍，手术可能是一种选择。

一般来说，在决定手术之前，医生会建议在怀疑神经受到刺激的区域进行硬膜外注射。这种类固醇注射可以减轻对神经造成压力并导致症状的炎症。这种治疗有两个好处：它具有治疗性，并且有助于对你的身体做出更清晰的诊断。如果你的腰背痛或下肢症状通过注射得到缓解，疼痛的部位和原因便已确定。有时硬膜外麻醉可以完全缓解疼痛。如果没有或者只有短期缓解，可能需要考虑手术。

虽然手术有时是必要的，但必须权衡好风险和获益。腰背痛手术的挑战之一是，即使具备所有可用的诊断工具和技术，仍然很难确定疼痛的确切原因。只有当病因明确时，医生才会继续手术。

治疗腰背痛的一些手术方法包括：

　　脊柱融合　这个手术是最常见的。切除部分或全部椎间盘(椎间盘切除术或微创椎间盘切除术),将上、下的椎体相互连接,为受压神经留出空间,使其在不受刺激的情况下离开椎管(有时微创椎间盘切除术就可以解决问题,不需要融合)。

　　椎板切除术　这个过程包括切除脊椎后部(椎板),以减轻对现有脊神经的压力。然而,切除骨骼可能会使该段脊柱不稳定,因此,将来可能需要进行脊柱融合。还有一种选择是使用层间植入物来替换切除的骨骼,这个过程可以帮助稳定该区域,这样患者以后就不太可能需要进行融合手术。

　　椎间盘置换术　在这个过程中,受损的椎间盘被切除,并以人工椎间盘置换,不需要进行脊柱融合。椎间关节可以保持更正常的运动,减少关节上方或下方出现新的椎间盘问题的可能性。

　　当脊柱手术成功时,患者通常诉说症状几乎立即缓解,但有时缓解只是暂时的或者症状根本无法缓解。成功融合后,治疗区域附近的节段发生断裂并需要额外手术,这并不罕见。脊柱融合会使患者失去一些活动能力,这会给其他脊柱节段带来更大的压力。

　　手术的潜在副作用包括对全身麻醉的不良反应、感染或神经损伤,这些都可能导致瘫痪、性功能障碍或膀胱、肠道失调。虽然这种副作用很少发生,但重要的是你要了解它们发生的可能性。考虑到与手术相关的真实风险,找到一位能回答你所有问题的外科医生至关重要。

## ■ 预防的真相

　　反复出现的背痛通常是由工作和家庭中一系列的不良动作和姿势引起的。如果你想防止背痛的发生或复发,了解自己做错了什么并做出必要的纠正是很重要。

　　在工作中,背部疼痛的常见原因是久坐、重复和错误地负重。记住以下小贴士保护自己。

　　设置符合人体工程学的工位　如果你整天坐在办公桌前,正确设置你的工位很重要。电脑显示器的中心应与眼睛平齐,并位于你的正前方。不要持续地仰视或俯视,无论是向左或向右看,都可以将背部劳损和疼痛的概率降到最低。配备一把高度合适的椅子,并提供良好的腰背部支撑。你的双脚应该平放在地板上。

**站起来伸展**    至少每隔45分钟,花几分钟的时间站起来做一些基本的伸展运动,例如,转肩和拉胸。人们往往会在椅子上持续坐立一天(这就是为什么你需要良好的腰部支撑),所以做一些轻柔的后屈动作将有助于缓解背部肌肉所产生的紧张感。

**练习深呼吸**    深呼吸有助于全身放松,调节肩膀以改善姿势,减轻压力。

**正确地负重**    如果你做的体力劳动包括负重,你应该了解一些正确姿势的基本知识。让腰背部最有压力的动作之一是弯腰以举起重物。更糟糕的是,将前弯与扭转相结合,这会给腰背的软组织结构,尤其是椎间盘,带来巨大的压力。当你举起一个重物时,面对它,屈曲膝关节,使物体尽可能靠近你的身体,然后将重物抬起,腰背部伸直。注意使用健康的姿势,并花2~3秒来正确地举起重物。当你忙于工作时,很可能会忘记照顾自己的身体。

**正确使用护腰带**    许多仓库和工厂的工人都会佩戴护腰带,但只有当你有活动性腰背部疼痛时才应该使用。护腰带为腰背的肌肉提供外部支撑,并使肌肉得以休息和放松。然而,如果你并不感到疼痛,却佩戴护腰带,实际上可能会造成更大的伤害。整天佩戴护腰带会导致肌肉衰弱,使其更容易受伤。我遇到过这样的患者,他们在工作的时候腰部并未受伤,却在家割草或者抱孩子的时候受伤了。

你可以做很多练习来缓解腰背痛,加快康复过程。伸展和加强背部的锻炼计划有助于治愈急性背痛,并预防再次发作。这本书接下来的部分将为你提供强健背部的练习。虽然练习可能是艰苦的,但也可以是有趣的。请享受这个过程!

第 **3** 章

# 保持背部健康的日常习惯

这本书是为所有人准备的,而不仅仅是那些患有腰背痛并准备开始拉伸和锻炼计划的人。如果你从未(或目前没有)感到疼痛,你仍然可以做很多事情来预防腰背部问题的发展或复发。另一方面,如果你已经经历了太多的疼痛,以至于本书中的简单强化计划似乎都过于激烈,你可以做其他活动来开始恢复。无论你目前的情况如何,你都会从本章中获益匪浅。

研究表明,运动对康复至关重要。如今,卧床休息很少用于治疗背痛。如果有必要,即使你感到非常痛苦,也应该在专业人士的指导下尽快开始运动。

除了运动之外,姿势也很重要。错误的负重技巧或久坐在办公桌前会给腰背部结构带来很大的压力。

脊柱是一个设计精美的结构,有四个生理弯曲。颈部向前弯曲(称为前凸),中背部向后弯曲(称为后凸),腰背再次向前弯曲,骶骨和尾骨向后弯曲。脊柱的设计非常完美,能够承受重力和日常生活中的正常压力的影响,但其有效性取决于背部肌肉、肌腱、韧带和椎间盘的完整性。本书的其余部分将重点介绍如何保持背部的完整性。

在我们开始之前,有一条守则:如果你的腰背痛伴有下肢放射性疼痛,请停止任何加剧下肢疼痛的运动。下肢疼痛是脊髓神经受到刺激的信号,表示这个运动的弊大于利。另一方面,人们通常从积极的角度看待减轻下肢疼痛但增加背部疼痛的运动,误认为自己正处于恢复过程中。但是,如果你的腰背痛伴随着放射性背痛，那么应由有经验的医生监督你执行锻炼计划。

# ■ 有氧运动部分

　　三种运动构成了脊柱健康的三大支柱：有氧运动、拉伸运动和核心强化运动。本节从有氧运动开始介绍。

　　有人可能会问："背痛为什么要做有氧运动？"

　　这是一个合理的问题，因为从表面上看，很难认识到有氧运动和背部健康之间的联系，但是人体的每一个结构都依赖于健康的血液循环。人体是一个由运动部件组成的复杂系统，其中每个部件都由能量提供动力，并通过循环系统传输这种能量。营养物质通过消化系统输送，氧气通过呼吸系统输送。血液供应效率越高，肌肉功能就越强大。

　　血液还将促进愈合的化学物质输送到受伤的组织，如肌肉、肌腱、韧带和椎间盘。随后，人体在生化水平上进行自我调节修复。你甚至可能没有意识到存在于你身体各处的微小损害，那是因为你的身体在进行持续性的愈合循环。

　　当能量产生时，对人体无用的物质也随之产生。血管的另一个功能是运输软组织自然产生的无用物质。肌肉收缩会导致乳酸、丙酮酸和透明质酸等酸性物质的积聚，在健康的肌肉中，小血管将这些无用物质运送到肾脏并由肾脏过滤掉。

　　但是，如果自身血液流动不畅，酸性物质将会在肌肉中堆积，刺激神经并引起疼痛，从而导致坚硬的小纤维结节，这就是我们所常说的结节。

　　肌肉损伤（劳损）比韧带损伤（扭伤）所需要的愈合时间要短得多，因为肌肉中的血供比韧带中的要丰富。运动得越多，血液流动就越通畅，背部就越健康。

　　有氧运动可能令人望而生畏，特别是对于日常活动中不做有氧运动的人群。如果你的运动基础比较薄弱，那么可以从温和的、剧烈程度较小的运动开始。养成做有氧运动的习惯会帮助你提高自身耐力并保持健康的体重。有氧运动不需要你去参加铁人三项比赛，你只需要尽可能地站起来走动。

　　大多数专家建议每周做3~4次有氧运动，运动时长为20~30分钟。有氧运动最好选择能燃烧卡路里且不会对关节造成太大压力的活动。

徒步旅行是我最喜欢的有氧运动形式。我非常幸运地生活在一个树木繁盛、山清水秀的地方。当我想锻炼的时候,我只要走出家门,戴上耳机,开始徒步行走即可。锻炼不仅能提高心率,还能放松头脑。随着血液流动,不仅肌肉变得更强壮,大脑也变得更活跃,呼吸新鲜的空气还可以使身体的其他部分保持活力。

找到一项适合自己并且感兴趣的活动是很重要的,这样有利于你坚持下去。如果你住在人口密集的城市中,你会发现室内骑行是最好的方式。如今,室内骑行已经相当成熟,其自带的视频或者程序能让人感觉到仿佛在沿着加利福尼亚的海岸线骑行,或者又好像穿行于法国南部的古朴小镇中。甚至可以连接网上课堂,让教练现场指导。如果你喜欢去健身房,你可以使用椭圆机或划船机进行锻炼。如果你不喜欢慢跑,讨厌早起,那就不要把跑步时间选择在清晨。

当你在户外做有氧运动时,一定要注意周围的环境,留意凹凸不平的地面,防止扭伤脚踝或使身体失去平衡。穿一双支撑性和舒适性都很好的跑鞋是极其重要的。当我在岩石小径上徒步旅行时,我会穿着登山靴。当看到人们穿着普通的运动鞋甚至人字拖走在同样崎岖的山路上时,我为他们的健康状况感到担忧(我甚至觉得应该把我的名片递给他们,因为我知道他们将来有一天会需要我)。

如果你在陡峭的山路上徒步旅行,但又担心摔倒,那你可以使用登山杖。不要觉得尴尬,登山杖对身体的平衡和稳定有很大帮助,可以将受伤的风险降到最低。

在你从低强度的有氧运动过渡到剧烈的运动之前,记得向医生咨询你当前的身体素质情况和适合做什么运动。在身体素质提高之前,应当排除任何风险。

## ■ 应用生物力学

保持背部健康的另一个关键是,当你站立、坐位或者移动时,应当注意人体力学和姿势。

当身体不断活动时,身体上的机械力在不断变化。人体背部设计得很合理,可以承受正常的压力,但很多看似无害的活动实际上会对背部造成很大的压力,甚至会对背部造成伤害。例如,开车、在办公桌前久坐、久蹲、洗衣服、提重物,甚至在床上看书都会让背部受到的压力增大。然而,这些日常行为不会立即引起疼痛，这就导致了生活中不良习惯的养成。

背部的损伤分为两种类型：

**急性损伤**　这种类型的疼痛是突发事件造成的结果，例如，在穿过街道时发生了车祸。在这种情况下，很容易就能确定背痛开始的时间及原因。

**慢性损伤**　这种类型的疼痛更为典型。例如，你是一名理发师，每天要举起手臂数小时，并弯腰工作。这些动作将机械应力转移到上背部和腰背部的所有软组织结构中，从而导致肌肉逐渐紧张。当对疼痛敏感的神经末梢受到刺激时，你可能会感到背部的疼痛。可能在某一天早晨，你在洗漱完后吹头发时，突然无法转动颈部，并且肌肉痉挛，剧烈的疼痛从颅底延伸至肩胛骨。其实吹头发的动作并不是造成问题的元凶，这只是压垮骆驼的最后一根稻草。随着时间的不断推移，这些生活中常见的小动作和小习惯会导致严重的背部疾病。

许多关于背部疼痛的预防措施实际上只是提高防范意识；但重要的是要注意不良的动作和姿势，并了解一些基本的生物力学知识。

正确的站姿需要肌肉、韧带和椎间盘的相互协调，当这些组织到达适当的平衡时，机械应力才会得到适当的分布。所以在正确的站姿下，人体上没有任何软组织结构承受所不能承受的压力。旧金山加利福尼亚大学环境、健康和安全办公室称正确的站姿为中位姿势，这是"一种让人体长时间保持放松的姿势；一种支撑脊柱自然曲线并保持人体良好对齐的姿势；一种让人体以最小的力量维持放松的姿势"。一旦偏离了平衡的姿势，人体受到的压力就会增加，就会增加受伤的风险。

我们要牢记，腰背痛的主要问题是腰部向前弯曲，而更严重的是在扭转的同时向前弯曲。考虑到这一点，让我们一起认识一些可能导致腰背痛的日常场景，并学习如何将危险降至最低。

**洗衣服时**　当你洗衣服的时候，你很可能会弯腰将衣服装到洗衣机中，然后把衣服从洗衣机移到烘干机，最后把干衣服叠起来。当你折叠衣服的时候，弯腰10~15分钟会对腰背部造成很大的压力，如此长时间的压力会让你感到腰背部肌肉紧张。为了避免长时间承受这种压力，可以试着把衣服放在更高的地方折叠或者坐下来进行折叠。如果没有条件，每叠几分钟衣服就做一些拉伸腰部的动作,这将会使腰椎的压力减轻并保持腰背部的健康。

**坐位时**　当你坐在沙发或软椅上时,可能会觉得自己陷进去了,这个动作会导致腰背部过曲。

这个动作相当于腰部向前弯曲。因此,当腰背痛时,最好避免坐过软的椅子。但如果身边只有软座椅,可以在腰背部后面放一个小枕头,这可以帮助腰椎保持正确的姿势,并且尽可能选择带扶手的椅子,因为这样就可以借用手臂肌肉的力量协助自己站起来,而不是单纯靠背部发力。

**穿高跟鞋时**　穿高跟鞋会迫使腰背部形成持续、夸张的弓形(即腰部过伸),这会刺激椎间关节的背侧或小关节。虽然穿高跟鞋会提升自身形象,但最好避免穿高跟鞋。如果需要在特定的场合穿着高跟鞋,那么尽量减少穿着时间以保护腰背部。

**睡觉时**　如果不想在睡觉时对背部造成损伤,那么最好的预防措施是使用多个枕头。如果你习惯仰卧位睡觉,那么在膝关节下放1~2个枕头。如果你习惯侧卧位休息,那么把枕头放在膝关节之间。如果你习惯俯卧位睡觉,那么将枕头垫在腹部下面。

一旦你掌握了这些有利于背部健康的措施,你就可以将它们应用到任何场景中。这些动作都是为了减少背部的机械应力,无论你处于坐姿、站姿或卧姿,只要越接近正常体态,你的背部所承受的压力就越小,你的背部也就越健康。

# ■ 办公时应该怎么做

我在旧金山工作,而旧金山是一个科技发达、数字化的城市。因此,我接诊过的很多患者都是长时间坐在电脑前的伏案工作者。对于伏案工作者来说,无论是长时间工作还是仅仅工作几个小时,正确的坐姿都很重要。幸运的是,近年来人体工程学革命给人们带来了许多新的选择,可以最大限度地减少久坐带来的机械应力。以下是你在伏案工作时所需要的工具。

**人体工程学椅**　在选择椅子时,需要记住几个重要的特点。首先,椅子应该能够调节高度,这样可以把它固定在一个你的双脚可以平放在地板上的高度;其次，如果办公桌的高度过高无法把双脚放在地面上，那可以使用足凳，足凳高度应该靠近小腿所在的位置；最后，腰部必须有足够的支撑。坐在柔软的沙发上会使腰背过曲，同理，长时间坐在工作椅上也会造成这样的情况。良好的腰背支撑会使腰椎保持合适的曲度，并且保持人体直立。

有些关于坐姿的误解需要在这里澄清一下。有人认为，大腿与骨盆交界处的髋角应该是90°。甚至有些言论称，膝关节的位置应该略高于臀部，这是错误的说法。正确坐姿的目的是保持脊椎的正常曲线，当伸膝时，腰椎曲线会变直，就像是坐在沙发上一样。理想的髋角是钝角，接近100°~130°。购买一把可以使髋角变大的人体工程学椅子，这样可以在坐直，并且在腰部支撑良好的情况下保持较大的髋角，也不会有从椅子上滑落的风险。

另一个常见的问题是，椅背的不稳定会导致身体来回摇晃。当身体处于直立状态时，虽然从直立状态到半躺的姿势可能会使背痛得到一些缓解，但当你再次回到直立状态时，腰背部就失去了支撑，除非不断地调整椅背。

当你保持合适的有利于健康的姿势时，无论是坐还是站，不仅背部会感觉更舒适，思维也会更清晰，工作效率也会更高。

坐站交替工作台　人类天生需要活动，进化的意义不是让我们每天处于坐姿的状态下。坐站交替工作台的发明有助于人们在工作时运动。从坐姿到站姿再到坐姿的移动性使人能够避免一整天中任何一种姿势所造成的持续机械应力损伤。

坐站交替工作台有多种类型。带控制开关的电动办公桌可以由你自己设置各种工作任务下的不同高度；手动的办公桌由液压手柄控制，可以快速改变办公桌高度；桌面转换器可以将你的普通办公桌转换为坐站交替式办公桌。

在选择办公桌时，一定要选择一张可以长期使用的桌子。我经常把使用坐站交替工作台的人比作健身房会员。许多人在办了健身卡后的第1个月里每周坚持去锻炼5天，几个月后，才突然意识到自己已经好几个星期没去健身了。同理，有些人在最初使用时会一直使用坐/站功能，但是在一段时间后，就会将其固定在一个位置不再移动。

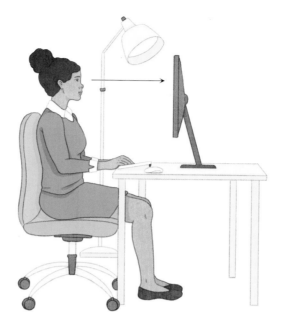

白天坐和站立时间的理想比例是1:3~1:1,每天站立的时长应该保持在一天的1/2或者3/4左右。无论你选择什么比例,一定要在站立和坐姿之间来回切换,比如从每小时1次到每3小时1次。

最后一点:保持背部健康的关键是健康运动。即使拥有世界上最好的符合人体工程学的椅子,却坐在那把椅子上3个小时都不站起来活动,那么背部结构也会受到压力从而受伤。尝试久坐后站起来走几分钟,活动活动肩膀、喝点水、深呼吸等,这对保持背部的健康很有必要。

## ■ 关于体重和营养

如果活动量不够怎么办?如果自身状态低迷怎么办?如果觉得只是从椅子或沙发上起来都很困难怎么办?如果你的体重超重,那么从机械应力和生化两方面都会影响腰背部的疼痛。

那么什么是超重呢?体重分类的主要方法是身体质量指数(BMI),BMI是用体重(千克)除以身高(米)的平方来计算的。根据BMI指数,可以将体重分为四种类型：偏瘦、健康体重、超重或肥胖。BMI不是一个万能的指标，因为人们可能会因为各种原因而被归入一个看起来不健康的BMI类别。例如，一名马拉松运动员可能看起来偏瘦或者一名足球运动员的体脂率虽然只有一位数，但由于肌肉发达可能会表现为超重。一般来说，属于肥胖类别（BMI > 30）的人患各种代谢紊乱疾病，例如，糖尿病和心脏病的风险会增加。

此外，BMI指数高、表现为超重或肥胖的人更有可能出现背痛。出现这种相关性有以下几个原因：

• 由于腹部的脂肪增加，人体的重心向前移动，会对背部肌肉和关节施加额外的机械应力；尤其是男性的腹部更容易承受多余的重量。

• 体重的增加会导致更多的压力施加在椎间关节复合体。

• 随着体重的增加，尤其是肥胖的人，很难完成背部所需的锻炼。

• 超重的人，尤其是老年人，跌倒时受伤的概率更大。

• 超重或肥胖的人，由于循环系统负担过重和炎症增加，康复起来可能较慢。

因为背痛和体重增加之间存在正相关关系，所以减轻与体重有关的背痛的最佳方法就是努力减肥。

同时，减肥和减少低水平炎症（可能导致疼痛并阻止愈合）最健康的方法是抗炎饮食：避免食用精制糖、精制谷物、反式脂肪和ω-6籽油（包括玉米、红花和花生）等食物。用健康的抗炎替代品代替它们，如瘦肉、野生鱼、蔬菜及根茎、坚果、香料、橄榄油、红酒和黑巧克力（当然，即使你吃的是健康食物，摄入过多的卡路里也会使体重增加，因此，健康的饮食也可能会导致炎症）。

通过从食物中补充镁、维生素D和鱼油中的ω-3脂肪酸，还可以帮助减轻炎症，促进健康的组织生长。比如生姜和姜黄，它们是天然的抗炎药。

最后，间歇性禁食可以加快减肥进程，减少炎症。间歇性禁食包括从一天进食结束到第二天进食开始之间至少间隔13个小时。例如，如果你在晚上7点吃完晚餐，你要到第二天早上8点才吃饭。随着时间的推移，你可以增加禁食时间。可以尝试一下看看，看看你的体重是否减轻了，精力是否也增强了。但是，我建议在开始自我禁食计划之前，向医生咨询间歇性禁食是否适合自己。要确保自己没有其他的疾病和风险，例如，晕倒或体重过低、营养不良。

# 第 **2** 部分
## 背痛锻炼计划

    制订锻炼计划的目标是帮助你锻炼强壮、灵活的肌肉,从而减少受伤的风险。健康的肌肉有助于支持健康的关节。

    如果你的背痛处于急性期,那么你的目标是尽快恢复正常活动。如果你患有慢性背痛,你应该与医生一起制订伸展和加强计划的目标和时间节点。

    无论哪种情况,缓解疼痛始终是重中之重。大多数患者来就诊都想立即摆脱疼痛,但仅仅解决症状是不够的,特别是对于急切渴望摆脱病痛的患者,要找到产生症状的根本原因。一旦确定了疼痛的源头,你就可以制订适当的行动计划。

    在大多数情况下,疼痛的原因是机械性的。你感到疼痛是因为腰背部肌肉痉挛,但根本原因可能是你每天拿着笔记本电脑坐在沙发上5个小时。你应当与医生一起研究改善姿势的方法(例如,在你的腰背部放一个小靠垫),加入更多的伸展运动,改善营养状况和减肥,让你的工作空间更符合人体工程学。

    在你进行了日常和生活方式的改变之后,是时候进行伸展和强化计划了。一个好的计划对于缓解急性和慢性腰背痛都是必不可少的,即使在没有症状之后也是如此。

# 第 **4** 章
# 锻炼计划

> "核心"指的是躯干和四肢的肌肉。增强核心力量是腰背部强化计划的核心。

核心力量是通过平衡和协调地使用肌肉来建立的。练习的时间越长,就越发现,不仅仅是腰背部疼痛,许多其他部位的问题都源自核心。

你可能会注意到,在完成了一次严格的锻炼后,你站得更直了,即使没有直接锻炼到控制站姿的上背部肌肉。这是因为核心和躯干的上半部之间有着各种各样的力学和神经联系。

记住任何锻炼计划的黄金法则

如果锻炼导致疼痛,立刻停止!锻炼不是为了伤害身体。但是,有些时候,作为治疗过程的一部分,尤其是当身体出现慢性疼痛时,你需要克服身体上的不适。确保在康复训练师等医疗从业者的监督下进行锻炼。

接下来让我们深入了解一系列拉伸和锻炼,旨在为康复提供力量上的支持,从而拥有一个健康且无痛的背部。

## ■ 执行锻炼计划

正如我之前提到的,脊柱健康的3大支柱是有氧运动、拉伸运动和核心强化运动。我将从拉伸和有氧运动开始介绍,但最终目标是将这三者结合起来。

随着时间的推移,希望你不再单独思考这些运动,而是认识到它们是如何作为一个整体一起运作的。锻炼的目标是保持核心的稳定,这意味着力量、灵活性和平衡。

我将为期4周的拉伸、有氧运动和核心强化运动分为4个级别:温和、低阶、中阶和高阶。

如果你已经有一段时间没有锻炼了,就从温和的运动开始。这是走向健康的第一步,当你开始拉伸,让身体动起来时,就可以将训练目标提升到下一个水平。同样的训练目标也适用于你从简单或中等的课程开始:把它看作你的起点,而不是终点。当你准备好接受额外的训练,并在背部康复方面有所进展时,就可以向更高的目标进发。

当然,如果拉伸运动会导致背部或其他部位疼痛,请立刻停止。休息一天,看看自己的锻炼方法是不是出现了错误,第二天用前日一半的强度再试一次。

最后,让我们谈谈一个显而易见的问题吧:你可能会觉得拉伸很无聊。在锻炼结束后,你更倾向于洗个澡,继续接下来的生活,而不是进行拉伸来使肌肉放松。但是如果锻炼后,肌肉没有得到充分拉伸,就会限制运动链上所有关节的运动。所以,即使你觉得拉伸运动很乏味,还是要有意识地去做,这对你的背部健康是极其有益的。

温和

温和锻炼计划从为期2周的轻度有氧运动开始，让你的身体先活动起来。之后的2周将做一些拉伸运动，同时结合更多的有氧运动。

在选择有氧运动时，最好从低强度的运动开始，例如，在平地上快步走或骑动感单车，没有必要在第一天就尝试400米栏。如果你是老年人，你甚至可以选择坐在椅子上进行拉伸运动。

|  | 第1周 | 第2周 | 第3周 | 第4周 |
|---|---|---|---|---|
| 星期一 | 有氧运动（10~15分钟） | 有氧运动（10~15分钟） | 有氧运动（15分钟） | 有氧运动（15分钟） |
| 星期二 |  |  | 1或2次拉伸 | 3或4次拉伸 |
| 星期三 | 有氧运动（10~15分钟） | 有氧运动（10~15分钟） | 有氧运动（15分钟） | 有氧运动（15分钟） |
| 星期四 |  |  | 1或2次拉伸 | 3或4次拉伸 |
| 星期五 | 有氧运动（10~15分钟） | 有氧运动（10~15分钟） | 有氧运动（15分钟） | 有氧运动（15分钟） |
| 星期六 |  |  | 1或2次拉伸 | 3或4次拉伸 |
| 星期日 |  | 有氧运动（10~15分钟） |  | 有氧运动（15分钟） |

低阶

在这个阶段,你要更规律地做更多有氧运动和拉伸运动。如果你刚从温和运动中进阶,温和锻炼计划的第4周有4天有氧运动,这个月继续保持便可,在这个基础上尽量加快速度(走得快一点或骑得更用力一点),将运动时间延长至20~25分钟。

|  | 第1周 | 第2周 | 第3周 | 第4周 |
|---|---|---|---|---|
| 星期一 | 有氧运动(15~20分钟) | 有氧运动(15~20分钟) | 有氧运动(15~20分钟) | 有氧运动(15~20分钟) |
| 星期二 | 4或5次拉伸<br>1或2次低阶运动 | 4或5次拉伸<br>1或2次低阶运动 | 5或6次拉伸<br>3或4次低阶运动 | 5或6次拉伸<br>2次低阶运动<br>2次中阶运动 |
| 星期三 | 有氧运动(15~20分钟) | 有氧运动(15~20分钟) | 有氧运动(15~20分钟) | 有氧运动(15~20分钟) |
| 星期四 | 4或5次拉伸<br>1或2次低阶运动 | 4或5次拉伸<br>1或2次低阶运动 | 5或6次拉伸<br>3或4次低阶运动 | 5或6次拉伸<br>2次低阶运动<br>2次中阶运动 |
| 星期五 | 有氧运动(15~20分钟) | 有氧运动(15~20分钟) | 有氧运动(15~20分钟) | 有氧运动(15~20分钟) |
| 星期六 | 4或5次拉伸<br>1或2次低阶运动 | 4或5次拉伸<br>1或2次低阶运动 | 5或6次拉伸<br>3或4次低阶运动 | 5或6次拉伸<br>2次低阶运动<br>2次中阶运动 |
| 星期日 | 有氧运动(15~20分钟) | 有氧运动(15~20分钟) | 有氧运动(15~20分钟) | 有氧运动(15~20分钟) |

中阶

　　在身体没有任何不适的情况下，建议稍稍提高运动强度，中阶锻炼计划中的有氧运动可以增加到25分钟。例如，如果你一直进行的是快走运动，那么在这个阶段可以找一个多山的地方，试着以之前的速度走上山。中阶锻炼计划还加入了比低阶锻炼计划更多的拉伸运动，并引入了辅助设备来增强锻炼。

|  | 第1周 | 第2周 | 第3周 | 第4周 |
|---|---|---|---|---|
| 星期一 | 有氧运动（20~25分钟） | 有氧运动（20~25分钟） | 有氧运动（20~25分钟） | 有氧运动（20~25分钟） |
| 星期二 | 7或8次拉伸<br>3或4次中阶运动 | 7或8次拉伸<br>3或4次中阶运动 | 7或8次拉伸<br>4或5次中阶运动 | 7或8次拉伸<br>4或5次中阶运动 |
| 星期三 | 有氧运动（20~25分钟） | 有氧运动（20~25分钟） | 有氧运动（20~25分钟） | 有氧运动（20~25分钟） |
| 星期四 | 7或8次拉伸<br>3或4次中阶运动 | 7或8次拉伸<br>3或4次中阶运动 | 7或8次拉伸<br>4或5次中阶运动 | 7或8次拉伸<br>4或5次中阶运动 |
| 星期五 | 有氧运动（20~25分钟） | 有氧运动（20~25分钟） | 有氧运动（20~25分钟） | 有氧运动（20~25分钟） |
| 星期六 | 7或8次拉伸<br>3或4次中阶运动 | 7或8次拉伸<br>3或4次中阶运动 | 7或8次拉伸<br>4或5次中阶运动 | 7或8次拉伸<br>4或5次中阶运动 |
| 星期日 | 有氧运动（20~25分钟） | 有氧运动（20~25分钟） | 有氧运动（20~25分钟） | 有氧运动（20~25分钟） |

高阶

　　在高阶锻炼计划中,加快有氧运动的节奏非常重要。加快走路速度,提升骑行阻力或者加入更多高强度的项目,比如椭圆机。如果你能把总锻炼时间提高到30分钟,那就更好了。高阶运动还包括更具挑战性的锻炼。

| | 第1周 | 第2周 | 第3周 | 第4周 |
|---|---|---|---|---|
| 星期一 | 有氧运动(20~30 分钟) | 有氧运动(20~30 分钟) | 有氧运动(20~30 分钟) | 有氧运动(20~30 分钟) |
| 星期二 | 7或8次拉伸 4次中阶运动 1次高阶运动 | 7或8次拉伸 3次中阶运动 2次高阶运动 | 7或8次拉伸 3次中阶运动 3次高阶运动 | 7或8次拉伸 2次中阶运动 4次高阶运动 |
| 星期三 | 有氧运动(20~30 分钟) | 有氧运动(20~30 分钟) | 有氧运动(20~30 分钟) | 有氧运动(20~30 分钟) |
| 星期四 | 7或8次拉伸 4次中阶运动 1次高阶运动 | 7或8次拉伸 3次中阶运动 2次高阶运动 | 7或8次拉伸 3次中阶运动 3次高阶运动 | 7或8次拉伸 2次中阶运动 4次高阶运动 |
| 星期五 | 有氧运动(20~30 分钟) | 有氧运动(20~30 分钟) | 有氧运动(20~30 分钟) | 有氧运动(20~30 分钟) |
| 星期六 | 7或8次拉伸 4次中阶运动 1次高阶运动 | 7或8次拉伸 3次中阶运动 2次高阶运动 | 7或8次拉伸 3次中阶运动 3次高阶运动 | 7或8次拉伸 2次中阶运动 4次高阶运动 |
| 星期日 | 有氧运动(20~30 分钟) | 有氧运动(20~30 分钟) | 有氧运动(20~30 分钟) | 有氧运动(20~30 分钟) |

　　下一章将介绍在各个阶段计划中可以使用的拉伸方法。

# 第 5 章
# 伸展练习

在保持健康的运动中,拉伸运动至关重要。当你停止运动时,身体就会开始出问题。

我12岁的时候,有一次打棒球,当我滑进本垒板时,接球手在我的身旁狠狠地打中了我(虽然我依旧拿到了分)。我很快意识到我的肾脏受损了,不得不在医院的病床上躺了1周。当可以下床后,我发现自己无法行走。我的肌肉萎缩了,关节绷紧了,只能由父亲抱着我。我当时年纪小且身体素质好,所以很快就恢复了。早年的一个教训,让我意识到运动对拥有健康、正常的生活至关重要。一个12岁的孩子在不运动1周后就发生了这种情况,那么对于老年人或长期不运动的人来说,后果可想而知。

当椎间关节失去活性时,它们会迅速变得僵硬。软骨依赖于通过运动从血液中泵入营养物质,从而维持润滑。当关节停止移动或几乎不移动时,软骨表面会变干,稳定关节的韧带会收紧,关节就会失去正常的运动范围。

但是,身体以其无穷的智慧,往往会通过增加卡顿(或低活动度)节段上方或下方的关节活动来代偿失去的运动范围。因此,你的身体会出现低活动度关节和高活动度关节并存的情况,然而,却没有一个关节的功能达到最佳。随着时间的推移,这种关节功能障碍会导致背痛。

关节退行性变可导致骨关节炎等疾病。此外,关节活动度受限会给椎间盘施加更多的机械压力,并使维持正确姿势变得越来越困难。除此之外,肌肉的柔韧性较差也会增加肌肉劳损和扭伤的概率。

拉伸运动对保持活动能力,维持关节健康和正常运转,防止受伤及避免出现短期和长期背痛非常重要。

拉伸方法有许多种,其中最常见的是静态拉伸,即让肌肉移动到其活动范围的最大限度,并保持该姿势20~30秒或更长时间。

其他拉伸方法也同样非常有效。有些动作可能需要他人协助完成,而另一些则不需要。它们包括本体感受性神经肌肉促进法(PNF)、肌筋膜释放法、动态拉伸法、弹道拉伸法和主动分离拉伸法。这本书重点介绍静态拉伸,因为它是家庭单人训练者预防和缓解疼痛的理想选择。

## ■ 技巧

如果你刚刚开始进行这个锻炼计划,你需要坚持到30秒。初学者应从10~15秒开始,每次增加5秒,直至30秒,坚持才能有效。

有7块负责腰背和骨盆的移动和稳定的肌肉:臀大肌、阔筋膜张肌、腘绳肌、股四头肌、内收肌、腰大肌和梨状肌,我为每一块肌肉都设计了拉伸动作以确保你获取成功的运动秘诀。

# 鸽式臀大肌伸展

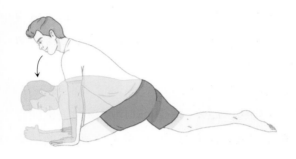

当你一整天几乎都坐着的时候,你的臀大肌会变得紧张和无力。臀大肌附着于骨盆,随着时间的推移,这种持续的肌肉紧张及无力感会导致腰背部疼痛和功能障碍。

当机体对臀大肌问题代偿时,会引发一系列连锁反应,你会不自觉地旋转骨盆,这会导致一侧髋关节抬高,这一侧的下肢就会因此而变短。这会影响行走和跑步,从而给骨盆带来其他问题并导致背部疼痛。

这个动作可以极大地缓解臀部和背部的紧张感,许多患者认为这个动作十分有效。如果你练瑜伽,你会发现这个动作是鸽式动作的一种改进。

## 动作要领

1. 四肢着地。
2. 左下肢屈膝屈髋90°贴在地面上。
3. 将左下肢和右下肢呈"十"字交叉。
4. 伸直右下肢,让右膝接触地面。
5. 将身体前倾,朝向地板。俯身越低,左侧臀大肌越舒展。
6. 深呼吸并放松。坚持20~30秒。
7. 两侧交替。
8. 每侧重复3次。

## 安全提示

如果你不够灵活,做这个动作会有很大的难度。不要用蛮力,不要试图强硬地屈下肢,以免受伤。

## 动作诀窍

刚开始你可能还不够灵活,无法按照指示屈曲大腿,但这也没关系,尽力让你的下肢最大限度地接近目标位置。起初你也可能无法将身体向前伸展太远,尽力俯身,并争取下次能俯身更低

# 阔筋膜张肌靠墙辅助伸展

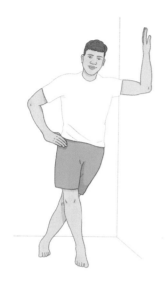

阔筋膜张肌是大腿上部的一块肌肉,作用于髂胫束。髂胫束是沿大腿外侧向下过膝的结缔组织(筋膜),对骨盆、臀部和下肢起重要作用。

和臀大肌一样,当你坐得太久时,阔筋膜张肌也会收紧。和其他附着在骨盆上的肌肉一样,这种紧绷会导致肌肉上下关节出现问题,这就是下肢绷紧时的阔筋膜张肌会导致背部疼痛的原因。

## 动作要领

1. 侧身站在墙边,与墙壁的距离略小于一臂。最好从身体右侧对着墙壁开始。
2. 伸出右臂靠墙保持平衡。
3. 将左下肢交叉在右下肢前。
4. 腰背部保持弓形(伸展)姿势。
5. 骨盆向墙壁倾斜,就像你靠近墙壁时用臀部撞墙壁一样。
6. 当开始感觉到身体有拉伸感时,保持20~30秒。
7. 每侧重复3次。

## 安全提示

确保身体平衡,防止身体因离墙太远而摔倒或撞到墙上。

## 动作诀窍

骨盆倾斜的角度越大,伸展的就越多。虽然深度倾斜会更有效,但如果你需要增强柔韧性、耐力、平衡力和锻炼的信心,可以从较小的角度开始倾斜,相应地调整姿势。

## 阔筋膜张肌泡沫轴辅助伸展

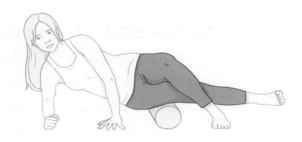

　　这里有另一种方法来放松阔筋膜张肌。臀大肌和阔筋膜张肌是很难放松的肌肉。泡沫轴是一种低成本、易学的锻炼方法，可以帮助缓解腰背痛症状。但是，这种训练属于高阶运动，建议在完成中阶锻炼计划后，再尝试这个动作。

　　建议使用直径为6英寸（1英寸≈2.54厘米）的泡沫轴，可以在运动器材商店买到，也可以在网上购买。

## 动作要领

1. 向右侧躺,用肘部支撑身体。
2. 将泡沫轴垂直于身体放置在阔筋膜张肌中心上方,同时泡沫轴也会接触到臀大肌。
3. 放松肩膀,让身体落在泡沫轴上。
4. 当身体压在泡沫轴上时,会感到越来越大的压力或伴有轻微的疼痛。在疼痛点,用身体轻轻向上推动泡沫轴,吸气,保持这个姿势5~10秒。
5. 慢慢转动身体并向后倾斜,这样可以锻炼肌肉的其余部分。保持2~3分钟,应该能够锻炼到整个肌肉。
6. 换到左侧,重复上述步骤。

## 安全提示

我经常看到人们在健身房使用泡沫轴放松髂胫束。我不建议这样做,因为髂胫束组织非常薄,压力会对髂胫束产生刺激,容易造成损伤。建议对肌肉本身使用泡沫轴,而不是对结缔组织使用。

## 动作诀窍

这个拉伸动作需要你有一定的平衡能力,但过程中伴有一些轻微的疼痛。可以通过将身体置于垫子上通过保持平衡来缓解疼痛问题。这样做会降低对阔筋膜张肌的压力,但也因此会降低泡沫轴滚动的效率。使用这项技巧,让自己在泡沫轴滚动运动中处于舒适的位置。

## 门框辅助腰大肌伸展

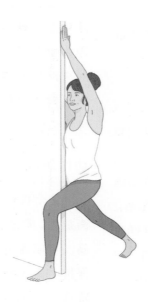

当患者抱怨腰背痛时，我总是检查他们的腰大肌，因为腰大肌的持续紧绷往往是"罪魁祸首"。腰大肌从脊柱越过骨盆直到股骨，是躯干和双下肢之间的主要连接部分，对躯体的弯曲和下肢运动有很大影响。

久坐和繁重的体力劳动都会使腰大肌紧张。当你坐了一整天，臀部持续处于弯曲的位置，这会逐渐收紧肌肉。同样，整天弯腰使用手提钻也会导致相同的问题。人们通常很难接受在电脑前工作对腰背部的伤害与使用手提钻的一样，但事实确实如此。

动作要领

1. 站在门框边,以便将身体右侧压在门框上,然后将左下肢从门口伸出。
2. 将右下肢后伸 2~3 英尺(1 英尺 ≈ 30.48 厘米)。
3. 踮起右脚尖,使脚跟离开地面。
4. 将双手举过头顶,将手放在门框边上。
5. 左下肢膝关节稍屈曲。
6. 当你开始感觉到右侧腹部及腰大肌的拉伸感时,保持这个姿势 20~30 秒。
7. 每侧重复 3 次。

安全提示

在开始伸展之前要确保你能保持平衡。不要跳过将手放在门框边上这个步骤,这一步可以确保你不会摔倒。

动作诀窍

右脚后伸的距离越短,这个伸展动作越容易做到。如果感觉将右脚后伸 2~3 英尺过于困难,可以适当缩短距离。如果你能体会到这个动作正确的发力位置和伸展过程,你就会知道进行这项伸展时应该尝试去伸展足弓,而不是使用脚趾发力。

## 门框辅助腘绳肌伸展

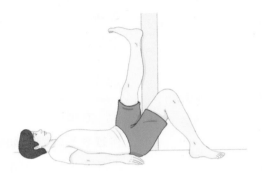

下肢的腘绳肌位于大腿后侧（属于大腿后侧肌群），它们有两个主要功能：伸展臀部和屈曲膝关节。如果你的腘绳肌相较正常情况更为紧张，这可能会牵拉骨盆使其被迫向后移动，从而导致一系列问题。

我经常看到这种情况发生，患者因为腰背痛前来就诊，但是我却开具了拉伸下肢的运动处方。他们说："医生，我不明白。我腰背痛的时候，你为什么让我拉伸下肢？"我解释说，因为下肢的许多肌肉连接骨盆，而腰椎位于骨盆上，这些下肢肌肉的灵活性和力量会直接影响腰背部。

当对患者进行体格检查时，腘绳肌紧张是常见现象之一。我在旧金山接诊过的大多数患者都是专业技术人员，他们整天屈膝，这种不良习惯会导致腘绳肌短缩。

如图所示的腘绳肌拉伸是常规的双人腘绳肌拉伸的单人版本。双人拉伸法需要其中一个人仰卧，下肢伸直抬高，另一个人站在前者伸直的下肢后方，推着另一侧下肢做拮抗运动。

有多种方法可以拉伸腘绳肌，选择这一种是因为它耗费的体力最少，可以让你较为轻松地进行拉伸。

## 动作要领

1. 仰卧在门口，左下肢放在门框上。
2. 将右下肢伸过门口。
3. 屈曲右侧膝关节使背部紧贴在地面上，以稳定腰背部。
4. 将臀部尽可能靠近门框，距离越近，拉伸强度越大。
5. 持续靠近门框直到极限，然后再靠近一点。但要记住，不要造成损伤。
6. 保持30秒。
7. 每侧下肢重复3次。

## 安全提示

需要在达到极限后，将臀部再靠近门框一点，以获得更好的拉伸效果。但是需要注意，拉伸要循序渐进地进行。如果一次性使臀部靠近门框太多，使腘绳肌过度拉伸，可能会造成损伤。

## 动作诀窍

虽然动作的目标是将臀部放置在尽可能靠近门框的位置，但起初你可能会发现这并不容易。那是因为在锻炼计划的第1天，你的下肢可能还没有准备好进行90°的拉伸。

## 站立股四头肌伸展

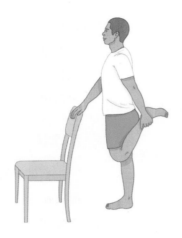

大腿前部的股四头肌由四个部分组成（因此被称为"四头肌"），它可以让你弯曲臀部并伸直膝关节。股四头肌是一个在日常基本活动中起非常重要作用的肌肉，协助许多动作的完成，例如，从椅子上站起来或上下楼梯等。

就像紧绷的腘绳肌可以向后拉骨盆一样，紧绷的股四头肌可以向前拉骨盆。痉挛（过度紧张）的股四头肌会导致膝关节、臀部和骨盆，以及肌肉上方或下方的任何其他关节的疼痛和功能障碍。

### 动作要领

1. 左下肢向后弯曲，抓住左脚踝。
2. 将下肢拉向臀部，直到你能感觉到肌肉收紧。
3. 当你感到肌肉收紧时，继续将小腿往回拉一点。
4. 保持20~30秒。
5. 每侧下肢重复3次。

### 安全提示

与腘绳肌拉伸运动一样，当你把下肢往后拉时，只需要稍微超过你感到拉伸感的点。如果拉得太猛，可能会受伤。

### 动作诀窍

在进行此拉伸运动时，保持平衡可能比较难。如果你无法保持身体平衡，请尝试抓住椅子或门框以维持稳定。

# 蝴蝶式内收肌伸展

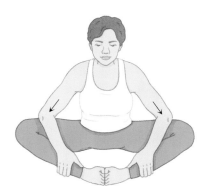

　　你的下肢可以向6个不同的方向移动：向前（屈曲）、向后（伸展）、左旋、右旋、远离身体中心（外展）和朝向身体中心（内收）。被称为内收肌的肌肉负责将大腿以髋关节为中心拉向身体中心。

　　内收肌过度松弛或紧绷都会导致臀部的稳定性出现问题，进而导致腰背痛。

## 动作要领

1. 首先坐在地板上。
2. 弯曲双膝，两脚掌相对，放置于身体前方，脚踝紧贴在地板上。
3. 用双手握住脚踝。
4. 将肘部放在膝关节上方的位置。
5. 将腰部慢慢向前弯曲，同时用肘部向下推膝关节，保持20~30秒。
6. 重复3次。

## 安全提示

　　这是一个非常安全的拉伸动作，一般不会造成过度拉伸，但请你不要用肘部将膝关节过度向下压至感到疼痛的程度。

## 动作诀窍

　　理想情况下，你应该在此拉伸过程中一直向前弯腰进行拉伸。如果做不到，请尽可能向前弯曲腰部。

# 平躺屈下肢梨状肌伸展

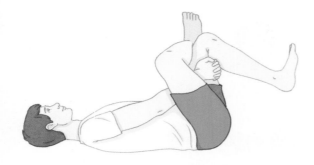

梨状肌是臀部的一块肌肉，负责大腿外旋和外展。坐骨神经从它下面穿过，所以当肌肉紧张或痉挛时，坐骨神经会对神经施加压力，导致臀部和下肢严重疼痛。

因为梨状肌位于臀部下方，所以放松它的拉伸与臀部拉伸类似。

## 动作要领

1. 仰卧，双膝弯曲，双脚平放在地板上。
2. 抬起左下肢，将右脚踝放在左膝上。
3. 双手抱住左大腿。
4. 将左膝轻轻拉向胸部。
5. 当你感觉到拉伸时，再拉一下就可以了，保持这个姿势20~30秒。
6. 每侧重复2~3次。

## 安全提示

当梨状肌变得过度紧张或进入痉挛状态时，可能会发展为梨状肌综合征，即臀部疼痛并沿下肢放射。不良的运动方式会导致这种情况，因此，请注意你可能会在不经意间伤害自己。例如，跑步时，应避免不平坦的地面，并在运动前后进行拉伸。至于拉伸过程本身的安全性，一如既往，只需要稍微超过你的极限点即可。不要过度拉伸，以免受伤。

## 动作诀窍

这种拉伸对身体的灵活程度要求较高。如果你一开始没有办法达到这种灵活程度，请尽可能将下肢抬起并尽可能折叠。

第 **6** 章
# 强化锻炼

　　治愈和预防腰背痛的一项十分重要的方法是培养强健而平衡的核心肌群。核心肌群由29块肌肉组成，控制着腰-盆-髋复合体。这是人体的重心，也是进行大部分运动的起点。核心肌群是一个完整的功能单元，由躯干前部和两侧的腹肌、保持身体直立的椎旁竖脊肌，以及连接腰椎、骨盆和股骨的许多其他肌肉组成。核心肌群还包括属于呼吸肌的膈肌，以及膝关节下方到胫骨的长头肌，如阔筋膜张肌和腘绳肌。加强这一区域所涉及的肌肉远不止锻炼出6块腹肌这么简单。

　　你很少注意到自己会无意识地和非自愿地调动许多核心肌肉。它们在稳定脊椎关节和允许力量通过这些关节移动和传递方面非常重要。

　　在这种情况下，"稳定"指的是身体肌群的协调和平衡。肌肉群以高度复杂的方式合作，当要执行某些动作时，一块肌肉被激活，另一块肌肉可能需要舒张，肌肉协同工作或相互拮抗。当肌肉动作协调不当时，关节无法发力，这使你更容易受伤和感到疼痛。

　　在弯腰、坐下、提重物和跑步等日常活动中，脊椎核心肌群为脊椎提供重要保护，进行稳定核心和强化锻炼可以帮助你获得力量、控制力和耐力。

　　在很多时候，核心就像家里的地基。它不仅能保护你的腰背部，还能帮助支撑上面的一切。例如，也许有一天，你发现你家屋顶上的一块瓦片松动掉在地上，所以你爬到屋顶上，把它换掉。一个月后，这种情况再次发生，只不过这次有两块瓦片掉了下来。当你告诉建筑承包商发生了什么时，他要求你带他去看你的地下室。你会心存疑虑，毕竟房子的问题出现在屋顶，而地下室在房子的底端，但你还是让他检查了一下。当他检查地基时，发现了一个大裂缝导致你的家倾斜了，就是这个裂缝引起了你屋顶的问题。

　　你的身体也是如此。当在进行了一系列腹部锻炼后，你会发现你的身体自然地变得更加直立。这是因为核心肌群和背部中上部肌肉之间存在联系，并且神经系统的联系会使这些运动更加协调。

　　我总是提醒患者"锻炼后面不要忘记前面"。前后、内外协调的运动有助于确保你的安全和无痛。在本章中，我们将介绍一系列可以混合搭配的练习，重点是通过锻炼腰背肌和腹肌来增强核心力量。

## ■ 工具

我大力提倡低成本、低技术要求、可以独自使用的工具。即使家里的空间很小，你也可以打造一间迷你健身房，在那里进行本书提到的锻炼、伸展和强化技巧。

你也可以在你的迷你健身房里添置一些工具来帮助锻炼和康复。我推荐的一些工具和设备包括：

健身球　在加强和稳定腰背部方面，最有价值的工具是简易健身球（也称为生理球）。你可以用健身球做各种各样的练习，本书中就介绍了很多。

中等强度和高等强度锻炼计划中的许多强化练习都使用了健身球。如果你只想选择一种健身工具，那就选健身球吧。它很便宜，在网上和体育用品商店都可以买到，你的身高和你将要做的练习将决定你需要的球的大小。

需要注意的是：健身球需要充气，它们带有手动或足踏泵。如果你的腰背部或肩膀有任何疼痛，使用健身球辅助锻炼将特别有用。

### 老年人锻炼

体育活动对各个年龄段的人都很重要。特别是随着年龄的增长，老年人想继续做自己喜欢的事情，比如打网球、园艺和孙子们一起去游乐场等等。不幸的是，腰背痛会妨碍老年人享受那些让生活有意义的活动。

老年人的身体已经经历了几十年的劳损，关节和肌肉自然变得僵硬，心血管系统变得迟钝。因此，要采取行动来抵消这种自然退化过程。

在开始锻炼之前，首先咨询一下医生，确保没有健康问题会限制或禁止你做任何特定的活动。

一旦你从医生那里了解清楚了自己的身体情况，就可以放心地执行锻炼计划了，你关注的领域应该是力量、耐力、柔韧性和平衡训练。

为了提高力量，可以通过举重、吊带或利用自己的体重进行阻力训练；耐力来自有氧运动。柔韧性是坚持进行伸展运动的结果，而平衡是将力量、耐力和柔韧性引导到平衡训练中的结果。

虽然你可能是因为过去或现在的腰背痛而阅读这本书，但这种全身疗法的好处可以进一步扩大，力量、耐力、柔韧性和平衡可以降低患糖尿病和高血压等慢性病的风险。它们可以提高你的体能，例如，爬楼梯和搬运杂货，并将跌倒的风险降到最低。从而改善生活质量，让你轻松地完成日常活动。

另外，你可以在锻炼的时候享受乐趣！找到你喜欢的活动，比如游泳、骑自行车，甚至打篮球。你也可以带上你的孙子，练习瑜伽，打打太极拳。

当我经过旧金山的唐人街公园时，经常看到一群老年人在打太极拳。太极是一种结合平衡、柔韧性和力量的全身运动。由于打太极拳的速度很慢，所以没有在高冲击下损伤关节的危险，它也非常放松，通常被称为移动的冥想。

你的身体需要运动。当你停下来时，身体也会跟着停下，疾病就有可能找上门来，但你可以重新开始运动。运动永远不会太晚。

你可以从本书中随意选择一项简易力量动作开始锻炼。选择你喜欢的有氧运动，通过上下楼梯或开始使用小型手持式重物来增强力量；尝试瑜伽伸展运动来放松肌肉和活动关节；然后做一些仰卧起坐，这样你就可以得到你一直想要的6块腹肌（只是开玩笑！）。我保证在核心训练后，你会站得挺拔，感觉更有活力。是的，甚至你轻微的腰背痛症状也可以得到缓解。

当你运动时，你会感觉更好。现在就开始运动吧！

**泡沫轴**　家中锻炼必不可少的就是泡沫轴，我通常会推荐使用直径为6英寸、长度为35英寸的泡沫轴。泡沫轴有很多的功能，非常适合拉伸和自我按摩肌肉，我特别喜欢用它滚揉臀部和阔筋膜张肌。当你进行平衡性的锻炼时，它也非常适合增加难度。由于它是一个圆柱体，所以当你仰卧时，身体和地板之间有泡沫轴会使得任何运动都更具挑战性。

中等强度和高等强度锻炼计划中的一部分锻炼会使用到泡沫轴。同时,当你在做简单强度的锻炼时,你可以更多地使用泡沫轴,这得益于它的拉伸和按摩作用。

**平衡垫** 保持平衡很重要,因此,你还需要专注于腰背部的稳定性。身体的各个部位相互关联,就像一条动力链。无论是旧伤还是新伤,不稳定的脚或脚踝都会影响受伤部位上方的关节,从膝关节到臀部,再到骶髂和腰椎。平衡垫是一种简单的由不同密度泡沫组成的普通垫子,可以帮助加强和稳定脚和脚踝以支撑后背。中等强度锻炼计划中的一项锻炼会使用到平衡垫。

**引体向上单杠** 很多地方都有可以做引体向上的单杠,比如健身房、操场。但是如果你想在家中打造一个迷你健身房,可以在保证安全的前提下,考虑把单杠安装在门框上,这样不用出门就可以锻炼。

你可能在想,"引体向上单杠?我不做引体向上!而且,做这些对我的腰背部有什么帮助?"这个问题的答案就在高等难度锻炼计划中,其中一个锻炼包含了引体向上。

**自助按摩器** 自助按摩器,比如筋膜杖(一种塑料钩形装置)或者更昂贵的筋膜枪,都可以针对肌肉紧张的疼痛区域进行按摩放松。很多人对后者深信不疑,所以如果你预算充足并且想要最有效的家用按摩工具,那么购买筋膜枪可能是值得的。

**弹性阻力带** 弹性阻力带是提高力量和平衡性的另一个很有用的工具。弹性阻力带的张力各不相同,所以你可以从轻阻力过渡到强阻力。

**重物** 另一个简单、低成本的加强锻炼是基础的自由重量训练。哑铃起步为1磅(1磅≈0.45千克),通常按磅出售。通过在本书中的一些锻炼中加入手持式自由举重,你可以增加重复次数和阻力。随着时间的推移,你可以升级到壶铃,这是一种手持式钟形砝码,可以帮助你开发额外的核心力量。

**健身球** 你还可以考虑在锻炼中加入一个或多个加重健身球,它们的重量多种多样,通常为1~6千克。与哑铃和壶铃相比,健身球有一个显著的优势:你可以把它们扔来扔去。其中一项锻炼是加强腹部横向肌肉,从离墙壁约6英尺的地方侧身站立,手持健身球,在旋转躯干的同时把它扔到墙上,这是一个很好的加强身体两侧肌肉的方法,但不要用壶铃做这种尝试!

充气垫    当你坐在办公桌前时,依然可以加强和平衡核心。将一个简单的充气垫放在椅子上,它会在臀部下方轻轻地移动,让你在工作时还可以锻炼,从而稳固你的核心。

请注意:你完全没有必要急急忙忙出门,花数百或上千元购买健身器械,可以只用你的体重和地板来完成一个健康的背部增强锻炼。但随着你在拉伸和力量训练方面的不断进步,如果你想增加难度,丰富日常活动,提高锻炼成效,你可以购入合适的工具或健身器械。

## ■ 技巧

我制订了3个强度的强化锻炼计划:简单、中等和困难。我建议在进行中等和困难训练之前,先尝试并掌握简单训练。

理想情况下,你应该每周进行3~4次的强化锻炼计划,与前一章中的拉伸、有氧运动相结合,以促进全身肌肉骨骼的锻炼和健康背部护理。

此外,请注意有一些锻炼,尤其是在简单训练中,是处于拉伸运动和强化运动之间的。为了本书的初衷,我在强化锻炼计划也加入了一些上述锻炼方式,因为它们更倾向于强化力量而不是灵活性。

# 猫/牛式伸展

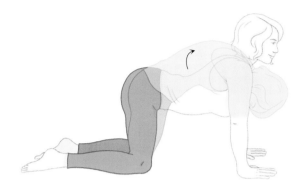

猫/牛式伸展处于拉伸运动和强化运动之间,这是一个非常温和的运动,有助于放松腰椎关节、改善姿势及支持平衡,这项运动将被纳入其他更具有难度的锻炼中。

## 动作要领

1. 四肢着地。
2. 放松,让腰背部/腰椎向地面靠近(这是牛的姿势)。
3. 收紧腹部肌肉,拱起腰背部(这是猫的姿势)。
4. 在整个动作中集中精力呼吸。
5. 重复5~10次。

## 安全提示

这是一项温和、简单的运动,但如果你感到任何疼痛,请立即停止。

## 动作诀窍

当你下降再抬起腰背部时,你可能会发现你的动作很轻微。请做出一个更深的下降和更高的抬起动作。

## 屈髋屈膝贴胸伸展

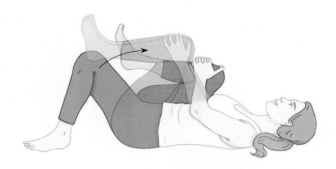

　　屈髋屈膝贴胸伸展对缓解腰背痛非常有效，但并不适合所有人。如果医生已经诊断腰背痛是由椎间盘突出引起，那么这些拉伸动作实际上只会加重突出（想象一个装满水的气球：当你按前面时，它会向后膨胀。同样的情况也会发生在这些膨出和突出的椎间盘上）。

　　但是，如果你的疼痛来自腰椎关节后部的关节面，那么这些伸展可以减轻那些受到压迫刺激的神经的压力，从而减轻疼痛。

动作要领

屈膝贴胸伸展：

1. 仰卧,双膝弯曲。

2. 将右膝抬向胸部。

3. 抱住右膝。

4. 在抱住右膝的同时,抬起左膝。

屈髋贴胸伸展：

1. 保持相同的姿势。

2. 保持膝关节屈曲,将腰背部轻轻压在地板上(过程并不漫长!)。

3. 压住2~3秒,然后松开。

4. 重复5~10次。

5. 将双膝拉向胸部。

6. 保持几秒。

7. 将一侧膝关节放在地板上,然后是另一侧。

8. 重复5~10次。

安全提示

当患者因腰背痛来就诊时,经常会从保健医生那里得到一张腰背部锻炼表,但拉伸和锻炼并不是万能的处方,确定哪些动作适合你是很重要的。如果你的椎间盘已经膨出了,拉伸运动只会使情况变得更糟。

动作诀窍

你可能无法将双膝一直拉向胸部,请尽量把它们拉近胸部。

# 卷曲

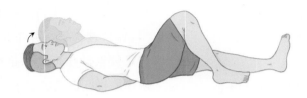

    这是一种非常温和、细微的锻炼，它可以教会你在身体锻炼中发挥核心力量的作用。在实践中，我发现许多人与他们的身体"脱节"。当然并不是完全断开连接，而是指他们的身体似乎无法听从大脑的调整指令而处于一种不协调的状态。当我指导他们如何做出简单的微动作时，这一点表现得最明显。

    卷曲是微动作中的一个例子，这似乎很简单，但许多人需要很努力才能把它做好。

## 动作要领

1. 仰卧，屈膝，双脚平放在地板上。
2. 双手放在腰背部下方，找出腰椎的曲线。
3. 伸直一侧下肢，同时保持另一侧屈膝。你的手应该感觉到腰背部肌肉收紧。
   这样做时，确保腰背部的曲线不会改变。
4. 吸气。
5. 呼气时，将头部轻轻抬离地面，不要改变腰背部的曲线。
6. 保持该姿势6~8秒。
7. 把头放回地面，屈膝。
8. 重复5~10次，每侧下肢都伸展。

# 上压或改良眼镜蛇式

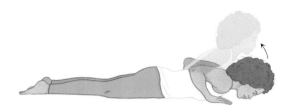

　　如果你的疼痛是由受刺激的椎间盘引起的,你很可能会从这个动作中得到缓解。与装满水的气球类比,按压气球的后方会使其向前膨胀。如果椎间盘后部膨出刺激神经根引起疼痛,这一伸展动作将通过减轻神经根的压力来缓解疼痛。

　　该动作是对经典瑜伽姿势"眼镜蛇式"的改进。在经典的眼镜蛇式中,你在伸展的最后阶段保持姿势不动。但在这个版本中,运动是连续的,目的是为了推送椎间盘膨出的后部从而缓解受压迫的神经根。

## 动作要领

1. 面朝下趴在地板上。
2. 放松腰背部。做几次深呼吸有助于放松。
3. 借助手臂轻压地板的力抬起躯干,注意所有伸展动作都应该由手臂完成。被动地拱起腰背部。
4. 轻轻地向上抬起躯干,向下落回地板。
5. 重复5~10次。

## 安全提示

　　不要绷紧腰背部。应该让手臂发力,如果腰背部发力了,就代表你没有适当地伸展它。

## 动作诀窍

　　尽可能舒适地弯曲身体,同时保持适当的姿势。

# 卷腹

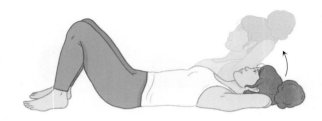

　　我就职的诊所中有一家是专门治疗工伤的。在那里，我看到了很多举重物的重体力劳动者，整天挥舞着喷灯的钢铁工人；将酒桶从经销商的装卸码头拖到卡车上的啤酒运输卡车的司机；在几十个房间里翻床垫、换床单的旅馆管家；警察、消防员等。

　　当他们来就诊时，我问他们是否在锻炼。有人说"医生，我锻炼吗？我整天举着啤酒桶。所以，是的，我锻炼。"或者说"我整天都在翻床垫，当然在锻炼。"虽然他们确实是通过负重、体力劳动等方式锻炼身体，但几乎没有在做他们真正需要做的锻炼：核心加强和稳定。加强腹部力量是预防背痛的重要组成部分，卷腹可以让你安全地锻炼这些肌肉。

　　有几组腹肌：腹横肌、腹直肌和腹斜肌，即使它们位于你身体的前部，它们也会与腰背部肌肉一起工作。将腹部肌肉视为腰部支撑的一部分（这就是为什么我不鼓励使用护腰带，除非你处于急性疼痛中）。

## 动作要领

1. 仰卧,屈膝,双脚平放在地板上。
2. 将躯干抬起25°~30°,不超过45°。直至你感到腹部有紧绷感为止。当你做这个动作时,抬起一点即可。
3. 重复5~10次。

一旦你连续几天舒适地完成了此项锻炼,请在锻炼中增加一个动作。在你第一次重复锻炼时,按照描述,保持抬起的部分笔直向上。第二次,抬起时轻轻旋转躯干,扭转至右肘指向左膝。在下一次,做相反的动作,左肘指向右膝。加上这个,你会同时锻炼腹直肌和腹斜肌。

## 安全提示

请记住,这项运动旨在加强腹部肌肉,而不是背部肌肉。当你做仰卧起坐时,应该明显地感觉到躯干前部收紧,而不是背部。如果你的腰背部感到不舒服的紧张,请将背部放松直到不适感消失。不要把身体抬得过高,令自己感到不适。

如果你的颈部也疼痛不适,可以做一个反向卷腹。从相同的位置开始,仰卧,屈膝,双脚平放在地板上,但不要让躯干靠近膝关节,而是让膝关节靠近躯干。慢慢地将双膝抬到胸前,然后回到地上,这种调整可以让你收缩腹部而不会对颈部和上背部造成任何压力。

## 动作诀窍

慢慢来,不必着急。当你运动结束后站起来时,你会觉得自己更加挺拔了。

# 仰卧转体

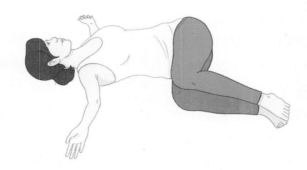

　　这个动作是锻炼腹横肌和腹斜肌的另一种简单方法,这样你就可以通过加强腹部周围的所有肌肉来建立躯干内部的支撑。

## 动作要领

1. 仰卧,屈膝,双脚平放在地板上。
2. 慢慢地,双膝并拢,注意收紧腹部肌肉,将膝关节向左放低,尽可能靠近地板。
3. 保持姿势3~4秒。
4. 慢慢地将膝关节放回起始位置并将它们向右侧放低,直到尽可能靠近地板。
5. 重复10~15次。

## 安全提示

　　和之前的锻炼一样,你应该感觉到腹部肌肉收紧,而不是背部。如果你感觉到背部肌肉收紧,你的双膝可能扭转过度,没有保持正确的姿势。

## 动作诀窍

　　不要认为将膝关节接触到地板即为从这项锻炼中受益。只要尽可能地向左右两侧降低膝关节即可。如果你感觉到腹部有拉伸感(如果第二天你的侧腹部有点酸痛),那么拉伸就起作用了。

# 面朝下（俯卧）背部伸展

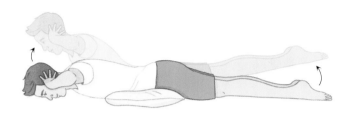

　　躯干肌肉支撑你的腰部。凭借强大的内部腰肌支撑，你可以在正常运动范围内更自由、更安全地活动，因为肌肉会保护你的安全。

　　想象一管牙膏，当你把手放在管子中间挤压时，牙膏的上半部分被推上来，牙膏的下半部分被挤下去。当你收紧核心时也会发生同样的事情，这将有效地拉长脊椎并减轻椎间关节之间的压力。这种运动可以缓解疼痛并且防止这些关节持续受到刺激，减少导致功能障碍和疼痛的磨损。

　　仅仅锻炼腹肌是不够的，还需要加强腰背。这项背部伸展练习便是加强的第一步。

## 动作要领

1. 面朝下趴在地板上，腹部下方垫一个枕头。
2. 把手放在身体两侧或者放在颈后。
3. 轻轻地将躯干抬离地面。
4. 保持3~5秒。
5. 放松，使躯干回到地面。
6. 重复5~10次。

经过了几天的练习，当你适应了这个动作并感觉力量增强后，就再加一个动作。当你抬起躯干离开地面时，同时抬起双下肢，你的背部就会形成一条漂亮的曲线。从侧面看，你的身体呈现出一个漂亮的弧形。

这项练习中一个很好的改进动作是每次只需抬起一侧下肢，而不是同时抬起双下肢。这个动作会提高你的平衡能力，同时也会增强你的力量。你也可以试着把双臂放在身体两侧，然后向头顶上方伸展。

## 安全提示

这项练习不应该引起剧烈的疼痛，如果你有这种感觉，请立即停止。但是要记住，当你使用已经很久不锻炼的肌肉时，在运动时及运动后感到轻微的酸痛是很正常的。随着身体越来越强壮，不适感会在一两天内消失。如果不适感没有消失，请停止锻炼并咨询医生。

## 动作诀窍

练习的目的并不是要你尽可能地去做任何特定的运动，而是要以一种持续的、健康的方式收缩目标肌肉。把动作做到极限是没有意义的，但是通过稳步增加重复次数来逐渐增强力量对你的身体有很大的好处。

# 面朝上（仰卧）背部伸展

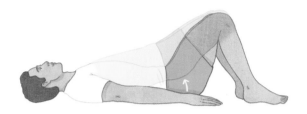

现在你已经在俯卧的时候加强了背部力量，是时候翻过身来了。仰卧会以一种不同的方式激活和锻炼你的肌肉，这种变化是增强力量的关键。

## 动作要领

1. 仰卧在地板上，膝关节微微弯曲。
2. 尽可能高地将骨盆抬离地面，上背部应该紧贴地面。
3. 保持3~5秒。
4. 骨盆下降，臀部接触地板。
5. 重复10~15次。

## 安全提示

这是一个非常安全的练习，所以你在练习的时候不必太担心。但是，与往常一样，如果在抬起骨盆时有任何不适的感觉，请停止锻炼。

## 动作诀窍

你要尽可能地抬高骨盆，慢慢来。记住，你的上背部需要紧贴地面。如果上背部开始抬高，就代表你抬得太高了。

## 交替式下肢平衡

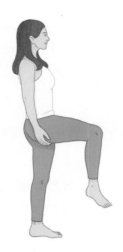

　　腰背痛的一个常见原因可以追溯到脚和脚踝，所以在检查腰背痛的患者时，我总是会考虑到这些部位。

　　这个简单的测试可以告诉你是否有潜在的脚部或脚踝问题需要解决。在站立姿势中，睁开眼睛，抬起一侧下肢并屈曲膝关节，尽可能长时间地保持不动，最多30秒。对另一侧下肢重复相同的动作。闭上眼睛，再重复上述动作。

　　当你把注意力从平衡感上移开，保持平衡会更加困难，睁眼和闭眼时平衡的差异程度会让你知道你需要在脚和脚踝上进行多少康复工作。

　　你扭伤过脚踝吗？如果损伤了一些叫作本体感受器的神经末梢，则会导致从四肢末端返回至大脑的信号通路中断。结果，肌肉失去了协调动作的能力，导致你更容易再次扭伤脚踝。下面的练习可以帮助恢复你的脚和脚踝功能，并使受损的本体感受器再生。

动作要领

1. 站立姿势，抬起一侧下肢，屈膝。大腿平行于地板，小腿与地面成90°角。
2. 保持这个姿势30秒。
3. 另一侧下肢重复这个动作。
4. 一旦你能够使任意一侧下肢保持姿势30秒，闭上眼睛重复这个练习，直到你能够保持30秒的平衡。

安全提示

这个练习可能非常难做（闭着眼睛时确实很难），注意不要摔倒。一定要站在平稳的地面或牢靠的物体旁边，这样如果你感觉快跌倒了，有东西可以抓住。

动作诀窍

这项运动的目的是改善平衡，强化脚和脚踝，帮助治愈和预防腰背痛的发生。如果你有膝关节或臀部疼痛，可能无法将膝关节和臀部弯曲到90°，不过没关系。这个动作的主要目标是保持平衡，即使你仅将下肢抬离地面几英寸，仍然会使脚和脚踝得到平衡、稳固及强化。

## 交叉爬行

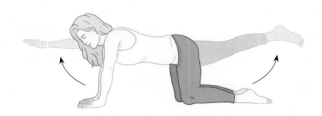

　　再次重申重点，坚固的核心需要力量和平衡，而这项练习既能提高力量又能保持平衡。

　　就像之前的练习一样，这项练习的一大优点是你会得到及时的反馈，你会看到自己有多不平衡，以及你的进步有多快。

　　该练习使用两种姿势：猫式和牛式。对于猫式，用双手和膝关节撑地，腰背部朝向天花板。对于牛式，要放松腰背部，使腰椎朝地板靠近。在你开始这个练习之前，先习惯从猫式到牛式的动作（见第6章）。

## 动作要领

1. 从猫式开始（双手和膝关节撑地，腰背部朝向天花板）。
2. 将右臂举到前面。
3. 右臂伸直，保持3~5秒。
4. 把右臂放回地面。
5. 左臂做同样的动作，再次保持3~5秒，然后将手放回地面。
6. 将右下肢向后伸直。
7. 保持3~5秒。
8. 把膝关节落回地面。
9. 用左下肢做同样的动作，再次保持3~5秒，然后把膝关节放回地面。
10. 同时抬起左臂和右下肢，保持3~5秒，然后将它们放回地板上。
11. 同时抬起右臂和左下肢，保持3~5秒，然后将它们放回地板上。
12. 按顺序重复3次。
13. 用牛式把整个动作再做1遍。

## 安全提示

有些人在这项练习中很吃力。当你感觉自己可能要摔倒时，可能无法将手臂或下肢保持在适当的位置，后续反应是四肢着地后回到稳定位置，特别是当抬起对侧的手臂和下肢时。这项运动生动地说明了当肌肉缺乏协调时，就不能够作为一个整体发挥作用来保持核心平衡。要掌握这项运动（即避免摔倒），你必须锻炼核心肌肉。你会感觉到腹部和脊椎旁肌肉会自动收紧。如果肌肉不能收紧，就会失去平衡。

## 动作诀窍

如果你一开始只能举起手臂或下肢1或2秒或者根本无法举起它们，那也没关系。坚持下去，你的平衡能力很快就会提高，之后你可以准备进行更有挑战性的练习，本书也包含中等难度的锻炼计划。

## 死虫式训练

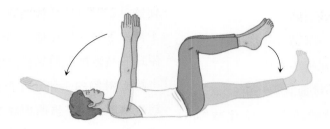

　　这项练习涉及体力和协调能力,同时对你的核心也很有好处。它侧重于深层核心肌肉:腹横肌和竖直肌,它还通过同时进行对侧(对侧下肢和手臂)运动来加强力量和协调能力。

## 动作要领

1. 仰卧在地板上,双臂于胸前伸直向上,手臂应该与躯干成90°角。

2. 将下肢向胸部靠拢,使大腿与骨盆成直角。同时,你的膝关节也要屈曲成直角(看起来像一只垂死的虫子)。

3. 将腰背部紧贴地板,以调动核心力量。在整个练习过程中,要注意保持这个姿势。

4. 慢慢地放下右臂,让它几乎接触到地板。手臂应该与身体平行,手掌朝上。

5. 同时,把左下肢放下来,伸展膝关节,直到下肢几乎碰到地板。

6. 将手臂和下肢恢复到起始位置。保持呼吸,避免扭动腰背部。

7. 进行身体另一侧的锻炼,慢慢放下左臂和右下肢,直到它们几乎接触到地板。

8. 重复运动10次。

## 安全提示

如果你注意到你正在偏离正确的姿势,你的肌肉会感到疲劳,这提示你需要停止这项运动。停下来的原因主要有两个。第一,如果没有遵循正确的动作要领,你将无法从运动中获益。第二,当运动不当时,你可能会使自己受伤。和往常一样,如果运动引起疼痛,请立即停止。

## 动作诀窍

这项练习的一大挑战是腰背部紧贴地板。如果你这么做有困难,说明你的核心需要锻炼。纠正姿势的一种方法是将手臂和下肢伸展开并向地板下落。当你注意到腰背部没有接触到地板时,往回调整几度。当你重复这个练习时,能够使手臂和下肢更靠近地板,同时保持腰背部紧贴地板。

　　一旦你掌握了简单的练习，就可以升级到中等难度的练习了。我把中等难度课程设计得和简单练习相似，这样当你增加难度时，过渡会很自然。这些练习中有许多是简单练习的修改版本，但有一些新的变化，使它们更具挑战性和有效性。

　　很多练习也会用到健身球（或物理球），你可以在网上或体育用品商店买到一个相对便宜且适合自己的球。当你仰卧在球上时，你的双脚应该完全放在地板上。我建议身高在172厘米以下的人使用直径为55厘米的球，身高较高的人使用直径为65厘米的球。

　　在你开始锻炼计划之前，我建议你在健身球上坐直，轻轻地弹跳。这个动作将迫使你的身体直立，这不仅能够锻炼核心，还能够促进血液循环，这会让你感觉更好。在开始任何练习之前，先做20~30秒健身球锻炼。

## 基础平板支撑

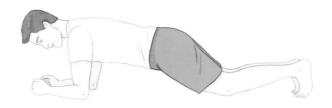

在我多年的实践中,我研究过许多传统的东方治疗体系。虽然各种做法背后的理论似乎与西方的理念不一致,但在治疗过程中却有许多相似之处。

大约十年前,我在纽约市的大都会艺术博物馆,在一个名为"威尼斯和伊斯兰世界:828—1797"的展览上闲逛。一个玻璃柜里有一本非常大的书,即 Ibn Sina 的《医学大全》(*Canon of Medicine*)。书中有一张图片:一名男性面朝下趴在一张桌子上,另一名男性站在他身上,双手放在他的背上。案例上的描述性标题是"医生对患者进行脊柱治疗",这种脊柱操作在大约公元 1000 年的波斯有记录和说明。

历史上的从业者对关节手法有效的推理与现代生理学对治疗效果的解释几乎没有相似之处,但最终结果是相同的。

平板支撑的情况也是如此,瑜伽是印度被称为阿育吠陀的传统治疗的一部分。正如科学已经赶上了脊椎按摩,科学也正在追赶瑜伽,以解释为什么这些动作对建立一个强大和稳定的核心是必不可少的,以及为什么这种特殊的运动对预防腰背部疼痛如此重要。

## 动作要领

1. 面朝下趴在地板上。
2. 用前臂和膝关节将身体撑起来。姿势是关键！
3. 肩膀应该在肘部正上方。
4. 当你保持这个姿势时，专注于脊柱伸展。
5. 尝试保持 60 秒。你可能需要一些时间才能达到这个目标（参见右侧的"动作诀窍"，了解如何保持动作60秒）。

　　一旦你能自如地坚持 60 秒，就调整平板支撑动作，使膝关节离开地面，用脚趾和前臂把自己撑起来。

## 安全提示

　　如果你的手臂有任何问题，如肩部、肘部或手腕受伤，特别是腕管，请不要做这个练习（或本书中描述的任何一个平板支撑），因为这会给手腕带来巨大的压力。如果你有任何下肢损伤，也要避免做平板支撑运动，这项运动会给所有这些关节施加很大的压力。

## 动作诀窍

　　由于平板支撑是一项具有挑战性的练习，因此，要有针对性地进行训练。要保持60秒可能需要一些时间。开始时，第一周保持5~10秒。在第二周，你可以增加15~20秒，之后每周增加10~15秒，直到你达到60秒的神奇目标。截至目前的世界纪录是由一位62岁的前海军陆战队员保持的，他保持了8小时15分15秒！

# 侧位平板支撑

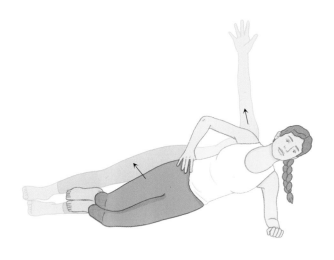

侧位平板支撑更注重腰方肌，它位于腹壁后部，在预防背部疼痛方面发挥着巨大作用。

侧位平板支撑比传统平板支撑更具挑战性——如果你第一天做得不完美也没关系，不要放弃。你可以慢慢练习，这样做对身体很有好处。

## 动作要领

1. 仰卧躺在地板上。
2. 侧身，用肘部支撑，保持膝关节向后屈曲成直角。
3. 将臀部抬离地面，从肩部到臀部到膝关节保持一条直线。
4. 尝试保持 60 秒。你可能需要一些时间才能达到目的。

一旦你能舒适地坚持 60 秒，不要屈膝，而是保持双下肢伸直，同时将膝关节和臀部抬离地面。为了增加挑战，将你没有用于支撑的手臂伸向空中并保持这个姿势。

## 安全提示

在做侧位平板支撑时，平衡可能是一个问题，特别是当你的膝关节抬离地面时。如果需要的话，可以将一侧下肢交叉在另一侧下肢上以保持稳定。

## 动作诀窍

与基础平板支撑一样，你可以通过努力逐渐达到保持 60 秒的侧位平板支撑目标。第一周从 5~10 秒开始，第二周做 15~20 秒，然后逐渐增加时间，直到你能轻松地做 60 秒侧位平板支撑。

## 健身球辅助卷腹

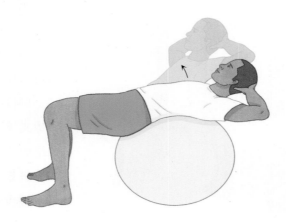

在简单锻炼计划,卷腹锻炼是锻炼腹部肌肉的好方法,但添加一个健身球会使锻炼更有效。在你掌握在地板上做卷腹之后,便可以使用健身球。你需要先在球上保持更多的平衡,否则很容易做出不正确的姿势(或者滑倒)。

动作要领

1. 笔直地坐在健身球上。
2. 将双手放在颈后以提供支撑。
3. 小步慢慢向前走。同时降低躯干,直到球位于腰部前凸下方。让你的躯干和腰背部成一条直线,与地板平行。这称为中立位置。
4. 轻轻放下躯干,使其低于臀部。这被称为处于负空间,意味着你低于中立位置。
5. 轻轻抬起躯干,双手牢牢地放在颈后,越过中立位置,向上倾斜25°~30°,进入所谓的正空间。
6. 回到负空间位置并重复运动5~10次。

安全提示

在软垫上使用健身球,例如,橡胶垫或地毯。因为你有可能从球上滑落,所以请确保跌倒时有一些缓冲,以免受伤。

动作诀窍

给健身球充气的量会影响卷腹的难度。当健身球较软时,练习所花费的力气要比球硬时少。当健身球充气较少时,你可能会陷进去更多,因此,你的身体也会更加稳定。当你进入指定位置时,健身球几乎会把你吞没,从而降低摔倒的可能性。当你刚开始使用健身球时,可能更希望它处于较软的状态。

# 健身球辅助仰卧转体

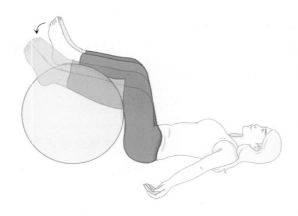

就像简单锻炼中的仰卧转体练习一样，这项练习的目的是锻炼你在卷腹时锻炼不到的腹部肌肉：腹横肌和腹斜肌。健身球增加了难度，使仰卧扭转更有效，特别是当你的身体已经习惯了简单锻炼时。

## 动作要领

1. 面朝上躺在地板上，双下肢放在健身球上。目标是保持臀部和膝关节与球成大约90°角。
2. 将双下肢慢慢向左旋转，同时保持背部与地板接触。基本上是用脚后跟将球向左滚动，尽可能将球滚远。
3. 慢慢转回右侧，尽你所能地保持背部紧贴地板。
4. 将双下肢恢复到起始位置。
5. 重复10~15次。

## 安全提示

全程保持你的背部紧贴地板！它不仅对锻炼的有效性很重要，而且还能保证你的安全，正确的姿势更重要。

## 动作诀窍

你可能会发现，开始时无法在任何一个方向上将球滚得特别远。没关系，尽你所能。随着时间的推移，你会变得更加灵活。

# 面朝上(仰卧)健身球辅助背部伸展

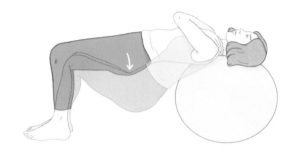

这个动作需要把你的身体放在一个奇怪的位置,所以很少有人会这么做,不过这个动作可以很好地锻炼你的背部、臀部、腿部、股四头肌和整体平衡。

## 动作要领

1. 将健身球放在身后,跪在地板上,背对球。
2. 向后仰,用背部滚动健身球,将球滚至上背部下方,抬头看天花板。
3. 继续缓慢稳定身体,直到膝关节屈曲90°,躯干和大腿形成一条直线。保持上背部在球上。
4. 慢慢地将骨盆向地板方向降低,然后向上抬起至180°位置。
5. 重复10~15次。

## 安全提示

在这个练习过程中容易失去平衡,尤其是当你降低骨盆时,上背部可能会开始从球上滑落。在保持上背部(和球)处于静止位置的同时,尽可能低地降低骨盆。你在第1天,也可能永远都不能把臀部碰到地板上,但只要尽可能抬到安全的距离即可。平衡和安全比更深的拉伸更重要。

## 动作诀窍

在保持上背部紧贴球的同时尽可能保持身体在较低位置移动。你可能需要使用稍微柔软的健身球(请参见健身球辅助卷腹的"动作诀窍"),这将提高稳定性。

此外,一开始在镜子前练习可能会对你有所帮助,这样你就可以更好地判断你的位置是否正确。

## 面朝下（俯卧）健身球辅助背部伸展

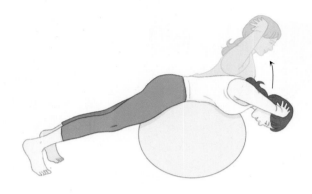

　　这项练习可以看作是在健身球上进行反向卷腹。如果做得正确，它对锻炼腰背部和核心力量非常有效。然而，正确的形式比简单锻炼计划中的任何形式都更具挑战性，因此，你可能需要一些练习才能掌握正确的发力。

## 动作要领

1. 将健身球放在身前,跪在地板上。

2. 肘部和前臂靠在球上。

3. 向前滚动,直到球在你的腹部下方。通过将手放在你面前的地板上并将双脚放在你身后的地板上来平衡自己。

4. 将手臂抬离地板并屈曲肘关节,使双手靠近头部。

5. 做一个反向卷腹:慢慢抬起躯干,直到它与地板平行,如果可以的话,再抬起10°~15°。你会感觉到腰背部肌肉被激活。你可能会感到有点不稳定或摇晃,因此,如果需要,请再次将手臂放在地板上,而不是从球上下来。

6. 保持在终点位置,然后将躯干放低回到起始位置。

7. 重复5~10次。

　　当你做这项练习变得舒适和稳定时,你可以同时举起你的手臂和下肢,类似于所谓的"超级英雄"姿势。

## 安全提示

　　如果你感觉到腰背部的肌肉正在收紧,你就会知道自己正在进行正确的锻炼,因为它们正在发力。如果你感到剧烈的疼痛,请停止锻炼。如果你能感觉到臀肌(臀部)、腘绳肌或上背部肌肉在收紧,请重新回到健身球上,把动作集中在腰部肌肉上。

## 动作诀窍

　　不要急于求成,这项练习是将力量与平衡相结合。因此,与纯粹的力量练习相比,你可能需要更长的时间才能掌握。耐心点,你会成功的。

# 交替下肢平衡垫保持平衡

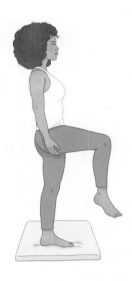

一旦你掌握了交替式下肢平衡练习，你可以通过添加一些额外的健身工具来使练习更具挑战性。我最喜欢的工具是平衡垫，即一块大约5厘米厚的泡沫垫。与地面不同，泡沫的密度并不均匀，所以当你站在上面时必须调动不同的肌肉以保持平衡。

## 动作要领

1. 将平衡垫放在地板上。
2. 站在平衡垫上抬起一侧下肢，屈膝。大腿垂直于地板，与小腿成90°角。
3. 保持这个姿势最多30秒。
4. 换另一侧下肢重复。
5. 一旦你能够使每侧下肢保持这个姿势30秒，闭上眼睛重复这个练习，直到你在闭上眼睛时也能够保持平衡30秒。

当你闭上眼睛能够保持每侧下肢站在平衡垫上30秒时，将平衡垫转动90°并再次进行锻炼。由于泡沫密度分布不均，你站在新位置时，平衡垫会带给你完全不同的感觉。当你掌握了第二个姿势并且在闭上眼睛时每侧下肢保持平衡30秒后，再旋转90°，然后再旋转一次，直到你完成了平衡垫上所有方位的练习。

随着每次旋转的变化，你将激活不同的肌肉，为脚和脚踝的所有关节提供更大程度的康复。

## 安全提示

我在简单锻炼计划中讨论了当你进行交替式下肢平衡练习时，仅用单侧下肢站在平地上时摔倒的风险。现在站在不平坦的平衡垫上，如果你失去平衡，请确保附近有稳定的东西可以抓住。

## 动作诀窍

第一次使用平衡垫时要确保自己的安全，不要急于求成。如果你不能把下肢抬到90°，那就尽量把它抬高一点。如果你无法保持该姿势30秒，请尽可能长时间地保持该姿势。最终你会适应在不平坦的平衡垫上保持平衡的感觉。

## 健身球辅助交叉爬行

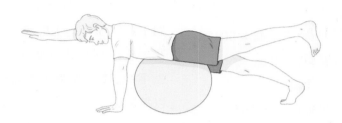

　　地板上的交叉爬行练习是简单锻炼中最具挑战性的练习之一。这种变化使其更具挑战性，但回报是值得的。当你掌握了这个版本的交叉爬行时，你应该会感觉到核心收紧并且发现自己走路时身体更直了，你甚至可能注意到你的力量也增加了。

　　在这个训练中你会被动地进行猫式动作，首先你要做呼气，缓慢低头，将背部向上拱起的一个圆背练习。

　　一个小提示：当你以猫式动作俯身趴在球上时，健身球不宜过大，应确保膝关节和手能够接触到地板。

## 动作要领

1. 面朝下趴在球上,将球放在腹部下方。将手撑在面前的地板上,将膝关节放在地板上。
2. 将右臂举到身前。
3. 将上臂伸直3~5秒。
4. 把手放回地板上。
5. 左臂做同样的动作,再次保持3~5秒。
6. 将右下肢伸直。
7. 保持3~5秒。
8. 将膝关节放回地面。
9. 用右下肢做同样的动作,再次保持3~5秒。
10. 同时抬起左臂和右下肢并保持3~5秒,然后将其放回地面上。
11. 同时抬起右臂和左下肢并保持3~5秒,然后将它们放回地面上。
12. 重复整套动作3遍。

　　如果你的球足够软,可以用牛式动作进行锻炼。

　　你也可以使用两个泡沫轴来调整此练习。将一个泡沫轴放在膝关节下方,另一个放在手下方,并按照上述方式进行锻炼。

## 安全提示

　　当你伸出一只手臂,抬起一侧下肢时,实际上是在依靠另一只手臂、另一侧下肢和核心力量来保持你在球上的平衡。如果你可能要摔倒,请将下肢下放以保持稳定。你的本能可能是先把手放下,但如果你不正确地摔向地板,这样做可能会导致你卡住甚至扭伤手腕。

## 动作诀窍

　　按你的方式练习到最后一步的单侧手臂和单腿举起的姿势。与许多使用健身球的练习一样,较软的球将提供更高的稳定性。

## 泡沫轴辅助死虫式训练

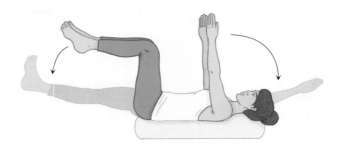

　　通过将泡沫轴与死虫式训练结合以增加难度,这项练习将是你在中等锻炼计划中最大的平衡挑战。你必须在整个练习中保持核心肌肉的参与,否则你会直接从泡沫轴上滚下来。

## 动作要领

1. 将一个长泡沫轴放在地板上并躺在上面，面朝上，这样泡沫轴就可以支撑你的整个脊椎。

2. 双臂放在地板上，双膝屈曲成90°角。

3. 双臂伸直。如果无法在此位置保持平衡，请将左臂放在地板上以保持稳定性。

4. 慢慢放下右臂，使其接近地面。手臂与身体平行，手掌朝上。

5. 同时，将左下肢放下，伸直膝关节，直到下肢接近地面。

6. 将手臂和下肢放回起始位置。保持呼吸并避免扭动腰背部，这是很重要的。

7. 锻炼对侧上下肢，将左臂和右下肢放下，直到它们几乎碰到地板。

8. 重复循环10次。

## 安全提示

平衡是这个练习的真正挑战。如果需要，将一侧手臂放在地板上以提高稳定性；否则，一旦你开始移动手臂或下肢，很容易从泡沫轴上滑落。

## 动作诀窍

虽然这项运动的理想形式是同时进行手臂和下肢运动，但你可以单独进行手臂运动，然后单独进行下肢运动，直到你准备好同时进行手臂和下肢运动。

祝贺你!中等强度的课程并不容易,但是你已经掌握了,现在你要准备进行一些真正具有挑战性的核心训练了。虽然其中一些只涉及自重训练,但其他的练习也会使用健身球、泡沫轴或引体向上单杠。

提示:这些运动不适合心脏或身体虚弱的人做。但如果你能成功完成锻炼,你将会拥有强壮的核心力量,它会保护你免受背部疼痛的困扰。

# 攀登者平板支撑

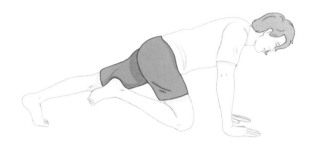

在这次训练中,你要做3个版本的平板支撑。平板支撑是基本的核心练习之一,你做得越出色,你的背部就会受益越多。

高级锻炼中的第一组平板支撑是攀登者平板支撑,也被称为登山式。你将从一个类似于基础平板支撑的位置开始。

## 动作要领

1. 用手或前臂支撑身体上部，保持平板支撑的姿势（参见右侧"动作诀窍"）。
2. 右膝朝胸部前伸，另一侧下肢保持伸直。这被称为登山式，因为你在做爬山或爬楼梯的动作。
3. 回到起点位置。
4. 用左膝做同样的练习。
5. 重复5~10次。

## 安全提示

在进行攀登动作时，避免臀部过于放松，以保证该练习的有效性和安全性。你可能会在网络上看到一些视频，视频中的人们正在进行激烈的、速度极快的登山式运动，看起来他们正试图向想象中的水平版的珠穆朗玛峰冲刺。你不需要这么做，慢慢来，要保证动作正确而不要求速度。

## 动作诀窍

你可以用手或前臂撑地。如果你用前臂，锻炼会更容易一些，因为前臂会带来更多的稳定性，对肩部造成的压力更小。但是，如果用双手撑地，你的运动范围会更广。如果你的下肢很长，可能需要用手撑地来防止膝关节碰到地板。

# 伸下肢平板支撑

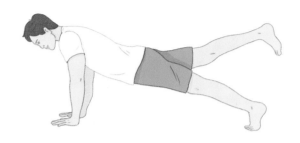

  包含下肢伸展的平板支撑可以锻炼腰背部、腹肌、股四头肌、臀部、肩部、胸部和肱三头肌。虽然其中一些肌肉群超出腰背痛训练方案的范围，但我相信你并不会介意在这个过程中对这些肌肉进行锻炼。

## 动作要领

1. 用手或前臂支撑身体上部，保持平板支撑的姿势。就像攀登者平板支撑一样，使用前臂更容易一些，但用手支撑能使锻炼更为彻底（而且更能锻炼肩膀和手臂肌肉）。
2. 将右脚抬离地面，将下肢向上伸向天花板。
3. 放下右下肢回到起始位置。
4. 左脚抬离地板，将下肢向上伸。
5. 放下左下肢，回到起始位置。
6. 重复5~10次。

## 安全提示

  在整个练习过程中，挤压腹部肌肉以保护背部，并确保身体尽可能与地面平行。

## 动作诀窍

  你的活动范围可能会受到限制，尤其是在刚开始的时候。抬起下肢的时候要保持伸直，膝关节不要弯曲。你需要努力才能抬到更高的高度。

# 交错平板支撑

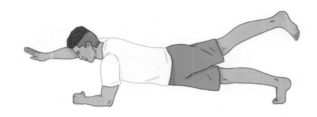

提示：这是本书介绍的平板支撑中最难的一组。不要马上开始锻炼，你需要利用从简单和中等锻炼中培养出来的强壮的核心力量和已经改善的平衡感来帮助你渡过难关。

## 动作要领

1. 以平板支撑的姿势开始，用前臂支撑身体的上部。你也可以用手，但用前臂更容易。
2. 抬起右下肢并将其伸直，同时将左臂前伸。
3. 保持5秒，然后回到起始位置。
4. 用右臂和左下肢做同样的动作
5. 重复这套动作5~10次。

## 安全提示

在这个练习中很容易失去平衡，特别是在你没有集中精力的时候。保持腹部肌肉紧绷，如果你在5秒的保持中有一次开始摇晃，那么就把时间缩短，把手臂和下肢放下来，以稳定你的身体。

## 动作诀窍

如果你觉得同时伸展手臂和下肢太难，那么先伸展手臂，然后再伸展下肢。而且，和其他平板支撑一样，你可以通过用前臂撑地来获得更多的稳定性。

# 交叉攀登者

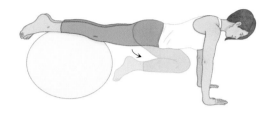

我知道你在想什么：哎呀，这不算另一种平板支撑吧。虽然从技术上讲，它可能不是一种平板支撑，但交叉攀登者锻炼有很多类似平板支撑的特征，就当它是平板支撑的表亲吧。这项运动是一次彻底的核心和背部锻炼，作为额外的奖励，它将帮助你加强胸部和肩膀的力量。

在完成上一个练习和开始这个练习之间留出60~90秒的时间。喝点水，缓口气，然后再开始。

## 动作要领

1. 把健身球放在面前，面朝下趴在上面。
2. 双手平放在地板上，向前移动，直到你处于俯卧撑姿势，小腿放在健身球上。从背部到双脚与身体成一条直线。
3. 右下肢屈膝，离开健身球，膝关节朝向左肘。在整个动作中，保持腰背部挺直，不要拱起来。
4. 把膝关节放回起始位置，两条小腿都放在球上。
5. 另一侧重复这个动作，左膝朝向右肘。
6. 两侧各重复5次。

## 安全提示

这项练习还需要用到软垫，因为你很有可能从球上掉到地板上。

## 动作诀窍

慢慢来，有一些需要注意的地方：保持身体挺直，避免背部弯曲，单膝向另一侧肘部移动。你不是在比赛，所以请慢慢来，把注意力放在保持正确的姿势上，而不是速度上。

## 重叠俯卧撑

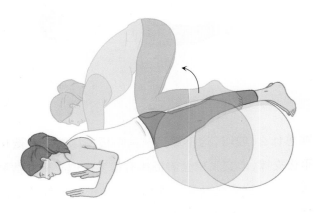

　　这是另一个练习，你将处于俯卧撑姿势，双下肢放在健身球上。但这次你实际上要做俯卧撑。这个练习挑战你的力量、平衡和协调能力。

### 动作要领

1. 起始动作和你在攀登者平板支撑的动作一样：俯卧撑，小腿放在健身球上，背部挺直。
2. 做俯卧撑，将身体尽可能靠近地板，然后回到起始位置。
3. 屈膝，用脚和小腿将健身球拉向胸部。确保背部挺直，收紧腹肌。
4. 保持姿势3~5秒，然后用脚和小腿将球滚回起点。
5. 重复这个过程（俯卧撑，然后拉球）5次。

### 安全提示

　　在这项练习中，平衡是最重要的。如果开始摇晃，慢慢地让自己落到地板上，这比面朝下或侧身摔倒要好得多。

### 动作诀窍

　　当我告诉你"把健身球拉到胸部"时，重点是朝向。你会用下肢和核心力量把球向前推进，但球不会借着这股力量一直滚到你的胸部。尽量让球向前滚到最远的地方。

## 健身球辅助俯卧撑

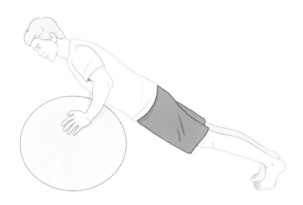

你现在已经连续做了 2 个俯卧撑姿势,都是将双脚放在健身球上。在这个练习中,你要做更多的俯卧撑,但要把手臂放在健身球上。在做俯卧撑的过程中,你将很大程度上依赖核心来保持稳定,因为做俯卧撑并不容易。

### 动作要领

1. 把健身球放在面前。
2. 把手放在球上,做俯卧撑。肩膀应位于球的中心以上,肘部应该伸直,背部也应成一条直线。
3. 慢慢弯曲肘关节,将胸部朝球的方向压低。
4. 当胸部碰到球时,慢慢向上抬起背部。
5. 重复5~10次。

### 安全提示

在开始做俯卧撑之前,确保你在球上保持完全平衡。

### 动作诀窍

较软的球会降低这个练习的难度。你的手按进球里越深,你就越不需要在整个动作中专注于稳定自己。

## 平衡板或泡沫轴辅助交替下肢平衡

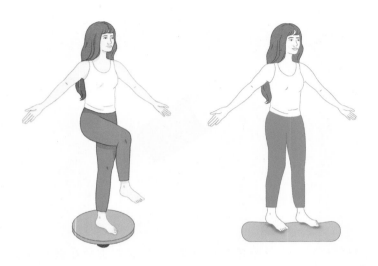

　　这项练习将再次加大下肢平衡的难度，但至少没有涉及平板支撑或俯卧撑！对于交替式下肢平衡练习的这种变化，您可以使用平衡板或泡沫轴。

　　平衡板由木质底座和上方的平衡面板组成，面板上可铺一层毛毯以防打滑。当你站在平衡板或泡沫轴上时，你会感到摇晃。但当你成功完成练习后，你的脚和脚踝将获得真正的稳定性，从而消除了引起腰背痛的后续原因。

## 动作要领

### 平衡板：

1.将平衡板放在地板上。

2.站在上面,让自己保持平衡。

3.单下肢站立,保持姿势30秒。一旦睁着眼睛能保持平衡,就可以闭上眼睛做这项练习。

4.将平衡板旋转90°,重复该过程。

### 泡沫轴：

1.将泡沫轴水平放在地板上,站在上面。双脚应该与肩同宽,最好是赤脚,这样可以站得更稳。

2.保持平衡。这是很难的!

3.屈曲膝关节成半蹲。

4.单脚向前抬起,与身体成90°角。

5.保持姿势3~5秒。

6.为了使锻炼更具挑战性,先抬起一侧下肢,然后抬起另一侧下肢。

## 安全提示

在做这些高级别的平衡练习时,你很可能会从平衡板或泡沫轴上摔下来。请在你可以抓住的稳定的物体旁边做这些练习。

## 动作诀窍

即使你已经进行了一段时间的练习,也很难在平衡板或泡沫轴上找到平衡。当你踩着这些不稳定的物体时,你可以抓住椅子或其他稳固的物体来帮助找到平衡,让这个过程变得更容易。只有当你感觉到平衡的时候,再慢慢放手。

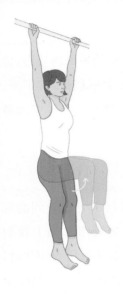

# 悬垂抬下肢

现在，是时候将单杠纳入你的锻炼计划了。

悬垂抬下肢会让人想起奥运会上的体操比赛，我们惊叹于这些世界级的运动员在高杠或吊环项目上摇摆时所展现的核心力量。虽然你使用的可能只是游乐场附近的单杠，但你的腹部肌群也会得到同样的锻炼。

## 动作要领

1. 双手朝前握住单杠，将身体悬挂在单杠上。
2. 慢慢地将膝关节向上抬向胸部，躯干不要向后倾斜。
3. 当你把膝关节抬到尽可能高的位置时，做一个仰卧起坐的动作，即蜷曲膝关节贴近胸部。
4. 慢慢放低双下肢，注意控制动作并收紧腹肌。
5. 重复10次。

　　双手朝前握住单杠，屈曲双膝，抬起双下肢。当你在锻炼中添加了这个叫作"前杠杆"的动作时，你就会感觉到核心力量得到锻炼。

## 安全提示

　　在开始之前，确保你能握紧单杠。你可以用举重手套来提高抓举力，举重手套可以保证你的安全。如果你在家里的门框上安装单杠，需要确保它牢牢地固定在门框里，如果从单杠上掉下来，可能会受重伤。

## 动作诀窍

　　如果你在健身房锻炼，可能会看到一种替代器械，可以用它来让锻炼更容易开始。把前臂放在立式卷腹器械衬垫上，让身体悬挂起来，而不用单杠，这种方式对力量和平衡的要求不高，但它可以帮助你用单杠练习之前学习的动作。

## 香蕉式转体

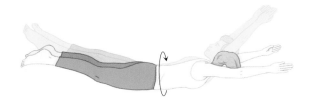

在本书的最后一个练习中，你将不借助其他任何工具，只需用你自身的重量和核心肌肉。

很多患者都喜欢去健身房，但也有患者不喜欢，因为他们不喜欢周围挤满汗流浃背的人，但他们仍想锻炼身体。我告诉这些患者，他们不必去健身房。

此时，这些患者会有些困惑不解，我让他们看看地板，告诉他们只需要找个有地板的地方就可以伸展身体了。这种锻炼只需使用自身的重量，当然，还可以使用一些非常简单的工具，比如健身球和泡沫轴。

## 动作要领

1. 以超人的姿势趴在地上：手臂向前伸直，双下肢向后伸直，四肢全部朝上抬起，拱起背部。
2. 只使用腹部肌肉群，而不是臀部肌肉群，左右扭动身体，直到能够翻转过来并平躺。
3. 将背部贴于地面。
4. 保持该姿势3~5秒。
5. 如果四肢碰到了地面，在背部弯曲的情况下，按压背部并保持平衡，然后将四肢抬离地面。
6. 使用核心肌肉（不是臀部肌肉），左右翻滚，直到能够将自己翻转到腹部着地。
7. 保持该姿势3~5秒。
8. 重复这套动作5次。

## 安全提示

翻滚动作应平稳自然。不要用踢腿的方式来翻转身体，踢腿不仅会降低锻炼核心的作用，而且还会增加身体扭伤的风险。

## 动作诀窍

在整个翻滚运动中保持四肢离地可能会很难，有时你的四肢可能会触碰地面，这不是标准的锻炼姿势，但在过程中它可以帮助你调整并找到锻炼技巧。

附　录

# 结　语

　　也许你正在饱受背痛的困扰,此刻你读了这本书,我希望你能明白,你可以做很多事情来帮助自己缓解疼痛。更重要的是,你也知道自己可以做很多事情来防止疼痛复发。

　　现在有很多治疗方法,从脊椎按摩到针灸,再到理疗,都可以帮助患者缓解背痛。每种治疗方式都有自己的优缺点。然而所有学科都一致认为,锻炼应该包含在任何治疗方式之中,甚至在大多数情况下是唯一需要的治疗方式。

　　当患者带着疼痛来就诊时,他们会要求缓解症状。我告诉他们缓解疼痛是首要目的,但是我必须让他们知道,更重要的是要找出导致疼痛的根本原因,并为他们提供帮助,以便他们将来能够自己去缓解疼痛。

　　如果你在一个让身体不舒服的座位上工作,这样日复一日、年复一年地以不良姿势久坐,会导致疼痛和其他功能障碍。我建议你改变不良的工作姿势。如果你的工作需要重复举起重物,那么学习正确的举重方式很重要(不要单纯依靠腰部的支撑,这会让整个背部的肌肉变松软)。

　　无论你从事何种工作,预防背痛最重要的一个原则就是拥有强健且稳定的核心,因为你所有的运动、力量和身体的平衡都来自核心。

　　这就是本书的全部内容。当然,在某些情况下,你可能需要专业医务人员的帮助,尤其是当你出现下肢放射痛、麻木等症状时,这些症状太过严重,你无法自行处理。但即便如此,你也可能会发现最有效的治疗方式就是锻炼。

　　最后,如果你已经掌握了这些方法,要记得使用它们。你锻炼得越多,医生所需要做的就越少,这一切取决于你自己。

　　出去锻炼吧! 做有氧运动,伸展肌肉,去锻炼核心肌群。治愈的力量就掌握在你自己的手中!

# 资　源

　　我发现,工作中最令人满意的部分之一就是了解患者寻求帮助的原因,向他们解释原因,并为他们提供自我康复的方法。综合关怀是指观察对一个人健康状况有关的各种因素:物理因素、化学因素和情绪因素。如果你想深入地了解更多,我建议你考虑以下资源:

DeFlame.com

David Seaman 博士的网站。他是《消脂饮食》(*The DeFlame Diet*)的作者,这是第一本描述食物、疼痛和慢性疾病之间关系的优秀书籍。

McKenzieInstituteUSA.org

该网站介绍新西兰理疗师 Robin McKenzie 的工作成果,他制订了一系列对治疗背痛非常有效的锻炼方案,尤其是与椎间盘功能障碍相关的疼痛。

BackFitPro.com

该网站展示了 Stuart McGill 博士的工作成果,他是世界上研究背痛和运动之间关系的领军者之一。

ConditionHealthNews.com

Ricky Fishman 博士的健康新闻网提供了 Fishman 博士和其他专家关于背部护理、健康和人体工程学等方面的前沿讯息。

TheBackSchool.net

这是一个很好的人体工程学信息资源网,包括产品的评价、在线课程、背部健康小提示。

NIA.NIH.gov

美国国家老龄化研究所是美国国家卫生研究院的一部分,为50岁及以上的人群提供了大量的保健信息。他们的网站内容包括锻炼、视频、保健信息和用于支持健身的线上追踪工具。

MindfulnessCDs.com

Jon Kabat-Zinn 教授是正念减压法(MBSR)的开创者,他的第一本书是《生活的全部灾难》(*Full Catastrophe Living*)。他教授冥想技巧,可以帮助人们应对压力、焦虑、疼痛和疾病。

# 参考文献

American Chiropractic Association, n.d. "Back Pain Facts and Statistics." ACAToday. org/Patients/What-is-Chiropractic/Back-Pain-Facts-and-Statistics.

Cleveland Clinic. n.d. "Chronic Back Pain." n.d. my.ClevelandClinic.org/health /diseases/16869-chronic-back-pain.

———. n.d. "Spine Structure & Function." my.ClevelandClinic.org/health/articles /10040-spine-structure-and-function.

DeFlame. 2020. "DeFlame Enterprise: DeFlaming Supplements." DeFlame.com.

Johns Hopkins Medicine, n.d. "Intermittent Fasting: What Is It, and How Does It Work?" HopkinsMedicine.org/health/wellness-and-prevention/intermittent -fasting-what-is-it-and-how-does-it-work.

Mayo Foundation for Medical Education and Research. 2020. "Back Pain." MayoClinic.org/diseases-conditions/back-pain/diagnosis-treatment/drc -20369911.

The Metropolitan Museum of Art, n.d. "Venice and the Islamic World, 828–1797." MetMuseum.org/exhibitions/listings/2007/venice-and-the-islamic-world.

Office of Environment, Health and Safety, University of California San Francisco. n.d. "Maintain a Neutral Posture." EHS.UCSF.edu/maintain-neutral-posture.

Robertson, David, Dinesh Kumbhare, Paul Nolet, John Srbely, and Genevieve Newton. 2017. "Associations between Low Back Pain and Depression and Soma- tization in a Canadian Emerging Adult Population." *The Journal of the Canadian Chiropractic Association* 61(2): 96–105. NCBI.NLM.NIH.gov/pmc/articles /PMC5596967.

U.S. National Library of Medicine. 2019. "Low Back Pain: Why Movement Is So Important for Back Pain." NCBI.NLM.NIH.gov/books/NBK284944.

WebMD. 2020. "Back Surgery: Pros and Cons." WebMD.com/back-pain /back-surgery-types.